医学博士
田崎 功

男性回復のシナリオ

ED治療の最前線

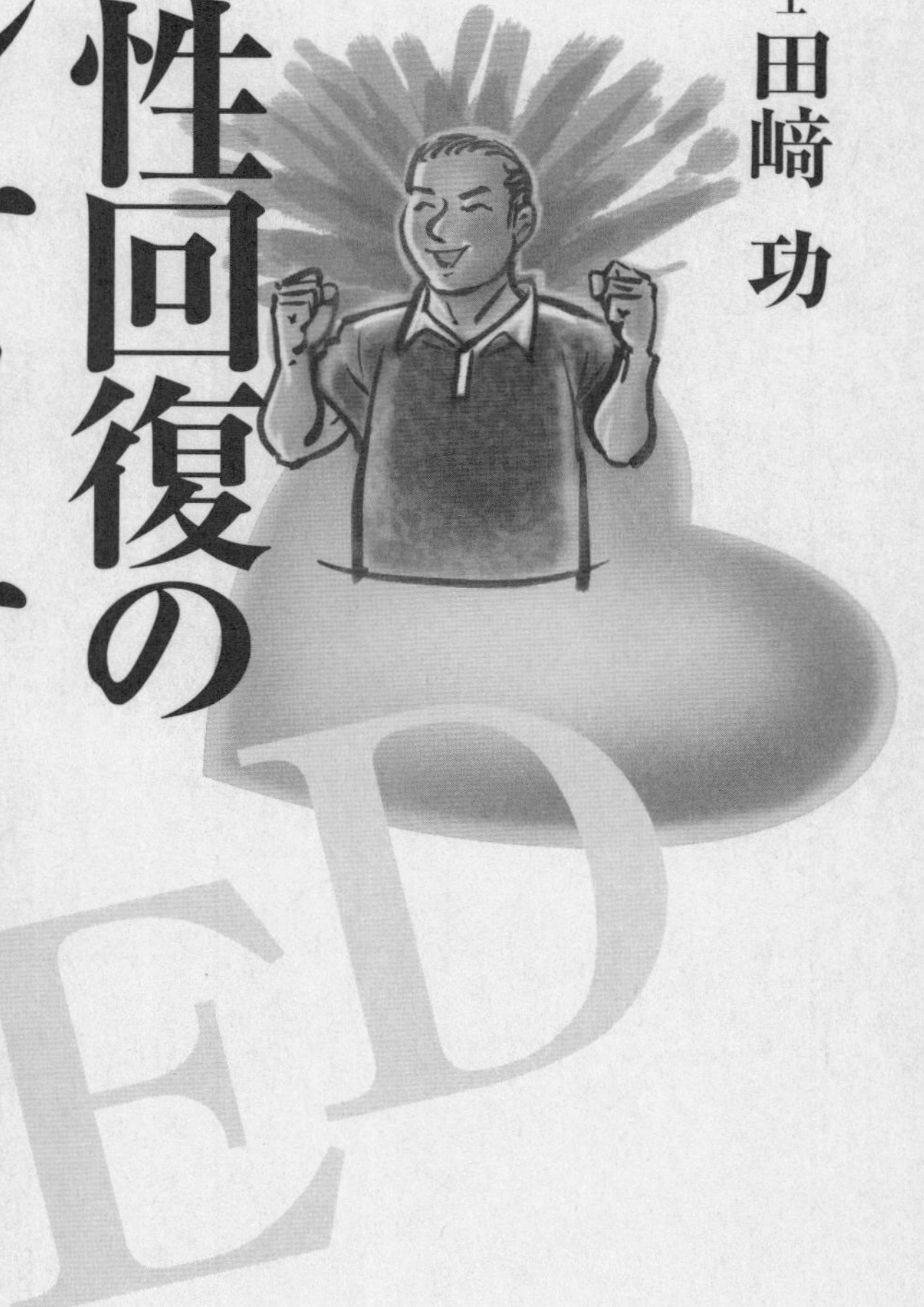

国書刊行会

まえがき

私がＥＤ（erectile dysfunction）治療に関心を持ったのは、一九九八年でした。それまでは、内科、外科の救急指定病院の理事長、院長を兼務する傍ら、内科の医師として保険医療に専念する多忙な毎日でした。しかし、その忙しさも、今考えると医者冥利につきると思っています。そうした中、高齢者の増加社会を間近にひかえ、老人医療問題が叫ばれはじめ、私も遅ればせながらそれに着手したのです。

「救急医療よりは楽だろう」と高をくくって考えていたら、とんでもありませんでした。というよりは、私が考えていたこととはまったくかけ離れたことが〝高齢化社会〟で起っていました。お年寄りの悩みというのは、「腰が痛い」とか「手足が痺れる」とか「食欲がない」という健康上の問題を訴えるだけではありませんでした。「再婚したい」「ＥＤを治したい」という回春願望が、予想を遥かに越えて寄せられたのです。これには私も驚きました。

そういえば何年か前に、老人ホーム内で三角関係のもつれから殺傷沙汰があったことを思い出しました。失礼ながら、「老いてなお盛ん」は言葉だけでなかったことを実感させられた

4

のです。

一方、日本ではここ数年、五〇代、六〇代の離婚が非常に増えています。子供を立派に社会に送り出した後の〝悲劇〟です。

「これからはゆったりと二人で老後を楽しく過ごそうか」ではなく、我慢の揚げ句の離婚だったり、新しいパートナーとの出直しだったりで、これが少なくないのです。

欧米でも熟年離婚は増えているようですが、その一方、長年連れ添ったパートナーとの絆は年を経るごとに強くなるのでしょう。老夫婦が、手に手を取り合って公園を散歩する姿は珍しくありません。人前をはばかることもなく、堂々と抱き合ったりします。

実はこの、日本、欧米の熟年夫婦事情は、それまでの性生活と大いに関係していることがわかりました。

夫婦のコミュニケーションは、日常生活における会話と、ベッドでのセックスが主なものです。これが年をとると、面倒臭いのか、それとも冷めきった関係になってしまったのか、日常会話が少なくなり、セックスの方もご無沙汰となってしまうケースが日本では多いように思います。

でも、人間の本能からすれば、さきほどあげたお年寄りの例にもれず、「老いてなお盛ん」

なはずなんです。それがセックスレスをきっかけに離婚にまで至ってしまうのは、簡単にいってしまえば、それまで夫婦のセックスを楽しんでこなかったツケなんです。もっとも、年齢、病気などでやむなくセックスから離れざるを得なかったのかもしれません。

しかし、たとえ若い時より男性自身に元気が失せたとしても、夫婦間にしっかりしたコミュニケーションがあれば、時に応じて、専門医に相談するなど、二人力を合わせて事の解決にあたるはずです。解決にいたらなくとも、二人のコミュニケーションが結果的にセックスレスでも夫婦としての絆をさらに強め楽しい老後を演出してくれるのです。欧米の夫婦はそれをきちんとしているから、いまだに自然と手をつなげるのです。

というわけで、老人医療との出会い、そして熟年夫婦の離婚増加といった社会現象が、私とＥＤ治療を結びつけたのです。

そして私は、いまなお、「これだ！」と意気に感じてＥＤ治療に取り組んでいます。

平成二〇年五月

田崎　功

世界のＥＤ治療事情

ＥＤ治療タザキ日記

ＥＤは不治の病？

人生いろいろ海綿体さまざま

ＥＤは病気ではない

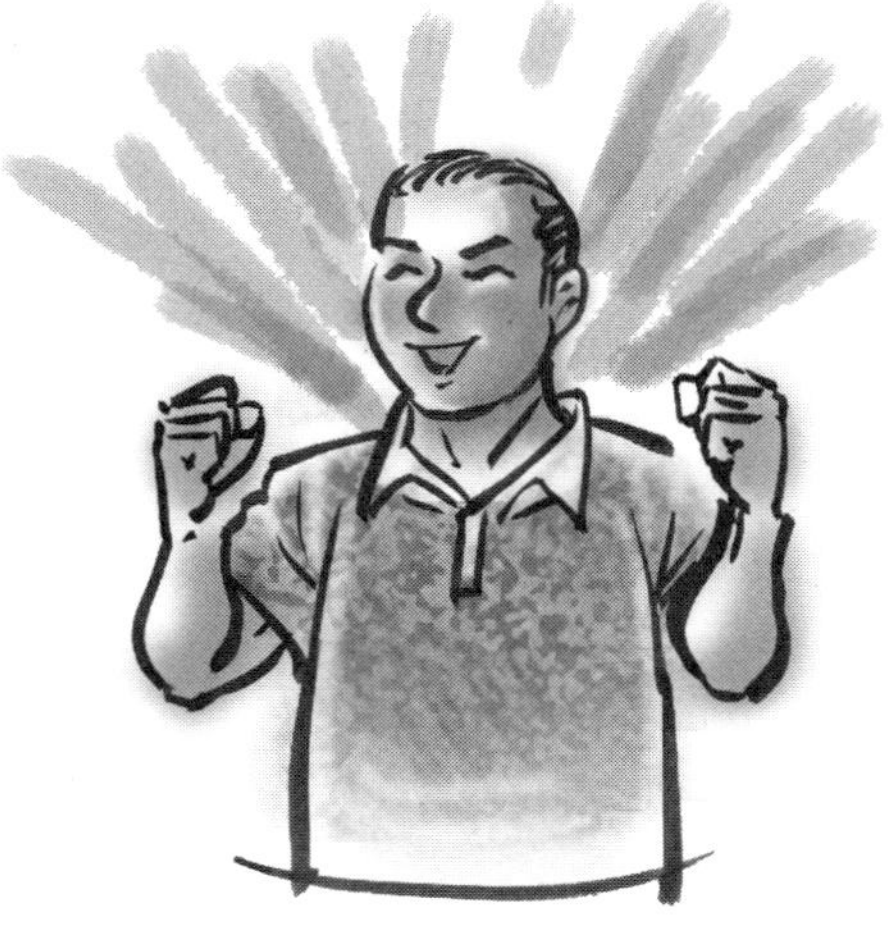

EDは病気？

年齢を重ねると元気がなくなるのは、ある程度仕方のないことです。しかし、四〇代後半から五〇代半ば、普通ならまだまだ元気なはずの年齢だというのに、実際に性機能が落ちてきているケースが非常に多い。深刻なのは三〇代や四〇代です。EDが夫婦の間にミゾをつくり、やがて離婚にまで発展しかねないのです。

EDには心因性のものも少なくありません。会社でのストレスや家庭内でのストレスが原因で起こる場合、このストレスというものは、眼に見えないだけに診断が非常にややこしいのです。

通常の病気は検査によって数量化されます。しかしEDの場合は程度の差があるとはいっても可能か否かであり、それに心の問題が加わってくるからややこしい。

健康状態は、血圧、体温を測り、尿、便、血液を検査し、レントゲンをとったりしてチェックできますが、EDの場合、正常値とは何か、性的機能正常とは何なのかが判然としません。自分が満足し、パートナーが満足することが正しいのなら、その満足度はどうやって測るのか考える事自体に無理があるのです。症状も人それぞれで、しかも同じ人でも状況によってその都度違うのです。

つまり「性的機能を測る物差し」はないのです。

心因性のＥＤ

私が実行している治療後の心のケアを兼ねた問診によると、パートナーに治療を受けていることを告げた人は、若い人ほど少数でした。七〇代以上の人はだいたいパートナーに告げていますが、それが夫婦のコミュニケーションを円滑にするきっかけとなって、その後の人生にいい影響を及ぼしているという結果が出ていますので、ＥＤ治療を恥ずかしがらないでほしいと思います。ＥＤ治療（カクテル注射）を最初は「ないしょ」で施したＴさんも心因性のＥＤでした。

Ｔさんにもその点を何度か説明し、奥さんと一緒に来院するようにと勧めてみました。しばらく迷っていたＴさんでしたが、とうとう奥さんと一緒に見えることはありませんでした。実は治ってしまっていたのです。

その後、セックスの前の注射について、堂々とまではいきませんが、奥さんに事情は説明したといいます。それで何回かそれを続けるうちに、ある時、気分が高まったと思ったら、すでに立派に勃起しているペニスに気がつき、そのままごく自然にことに及ぶことが出来、それ以来、嘘のように完治してしまったというのです。カクテルの助けはもう必要なくなったと。

こうした心因性のＥＤは、きっかけは難しいかもしれませんが、何度かうまくセックスが出来ることで、たとえ薬による勃起でも自信を取り戻し、簡単に治ってしまうケースもあるのです。

シャイなＴさんの性格では時間がかかるのでは、と危惧したものの、結果は見事に早期完治でした。

男の心理は、複雑なようで単純なのかも知れませんね。

日本のＥＤ治療の現状

日本にはＥＤ患者はどの位いるのでしょう?

自己申告によって初めて把握できるのが、このEDという病気です。伝染するわけではありませんし、発病の原因を気候、風土との関連に求めることもできません。それこそ男性一人一人に聞いて回らなければ正確な数字を把握するのはむずかしいのです。

また、病気の苦しさよりも恥ずかしさが先にたってしまい、自己申告は思い通りに出来ません。世間の偏見もまだまだありますし、いい加減な情報が横行し、それに振り回された人たちを治療から遠ざけることさえあります。つまり、積極的に医者に相談に来ようという人が思ったように出てもこないというのが現状なんです。

結局、ただちに生命に関わる病気でもありませんし、日常生活に支障をきたすわけではないから放って置かれているわけです。

確かに、EDになったところで生きていく上で大きな障害はないでしょう。でも、気がつかないかもしれませんが、これが結構、精神衛生的には大いに支障をきたしているのです。勃起できることによって、どれだけ日常生活に活力を持ち、ゆとりある生活が出来るか、私たちの生活に役立っているかが見逃されているのです。EDは社会全体の問題ではありませんし、あくまでも個人、家庭内の問題なわけですから、こちらまで正確に伝わってこないのです。

ですから、自己申告からその数を把握することが困難なわけです。さらに、その予備軍までとなると大変に難しいことになります。

ただ、高血圧、糖尿病、高脂血症、前立腺疾患、腎機能障害など、生活習慣病を患っている人及び成人病の男性患者の約八〇パーセントがＥＤであるという報告があります。

これに心因性のＥＤを含めると、おおよその数ですが、日本全国で男性の八百万人とも、一千万人とも思われる人がＥＤにおかされているといわれているのです。さらに予備軍を加えるとその数の多さは計り知れません。

ここでのＥＤの程度は、重度が「何時も十分な勃起を得られず、維持もできない」中程度が「時々は勃起し維持できる」軽度は「通常は勃起が得られ維持することができる」というものです。ＥＤ予備軍も加えた数字と考えていいと思います。

年齢的には年齢が上がるほど発症率は高まり、特に重度のＥＤは五〇歳半ばから急に増えます。またこの調査では、ＥＤを訴えていながら、治療を受けている人が非常に少なく、機会さえあれば治療を受けたいと考えていることも分かりました。どの国でも、「これまで何か治療を受けているか?」との問いに「はい」と答えた人が半数に満たないのです。しかし、「何か有力な治療法があれば受けてみたいか?」との問いには大多数の人々が「はい」と答えているのです。

わが国に於ける中高年ＥＤ調査について、全国四四七医療機関の、六一一二人中八一パーセントがＥＤ、その内の二二パーセントが治療希望、九パーセントが治療者というのが現状です。

また既往症に、高血圧、糖尿病、前立腺疾患のある人は、ない人のそれぞれ、一・八倍、二・九倍、四・八倍といわれています。ある意味で、このような既往症のある方は特に注意が必要です。

ＥＤは本人が話をしないかぎり、傍から見ただけでは全く区別がつきませんし、人間ドックや一般の定期健診でもわかりませんから、男性たるものみなＥＤの有資格者、予備軍であることを心しておかなければなりませんね。

この年では仕方がない

ＥＤの危険因子には低年齢化が確かにあげられます。特に、現代人は四〇代や五〇代前半、仕事が忙しく、子供の進学等で思い悩み、ストレスが非常にたまりやすい。可能ではあるが、いざという時に不完全な状態では、快感もないし、相手も喜びません。

こうして夫婦間がお互いに満足しないセックスを続けているうちに、ある時気がついたら、二、三年または四、五年まったく関係がなくなっている。そして男性は一層元気を失い、それを仕事の忙しさでごまかす。奥さんのほうは子供の成長、教育に気をとられ、性的に無関心になっていく。それがこの時期なのです。

心の問題が多くを占めるこういった状態を、第二期の早漏といっているのですが、これはＥＤの始まりと思ってください。

私の感触では、四〇歳以上の男性の三五パーセントの人がそういう危険ゾーンにあるといっていいと思います。

〝ある日突然ＥＤ〟という例はほとんどありません。忙しく働いている世代に、年齢とともに忍び寄り、「あれっ？」と思ったら随分弱くなったなあという感じです。

この時期が実は非常に大事で、「最近元気がない」と気がついた時に、薬で勃起させるような治療をすれば、何回かの治療で良くなります。

年をとれば確かに勃ちにくくなるのは仕方ないことです。だけど我々は「ああ、すっかり元気がなくなったなあ」と思った途端、がっくりと気落ちして老け込んでしまうものです。

ＥＤを年齢のせいにして、それで諦めてしまうのはかえって老化を早めることになります。「この年では仕方がない」と思うのは、実は非常に危険なことです。年齢を重ねるうちにＥＤ状態に陥った場合、一日も早く治療によって機能を回復させることです。そうすれば、七〇歳でも八〇歳でも年齢にふさわしいセックスライフを楽しむことができ、ＱＯＬ（生活の質）をたかめ、老後を豊なものにすることができます。

「諦めたり、思い込んだりしないで下さい」

機能回復のプロセス

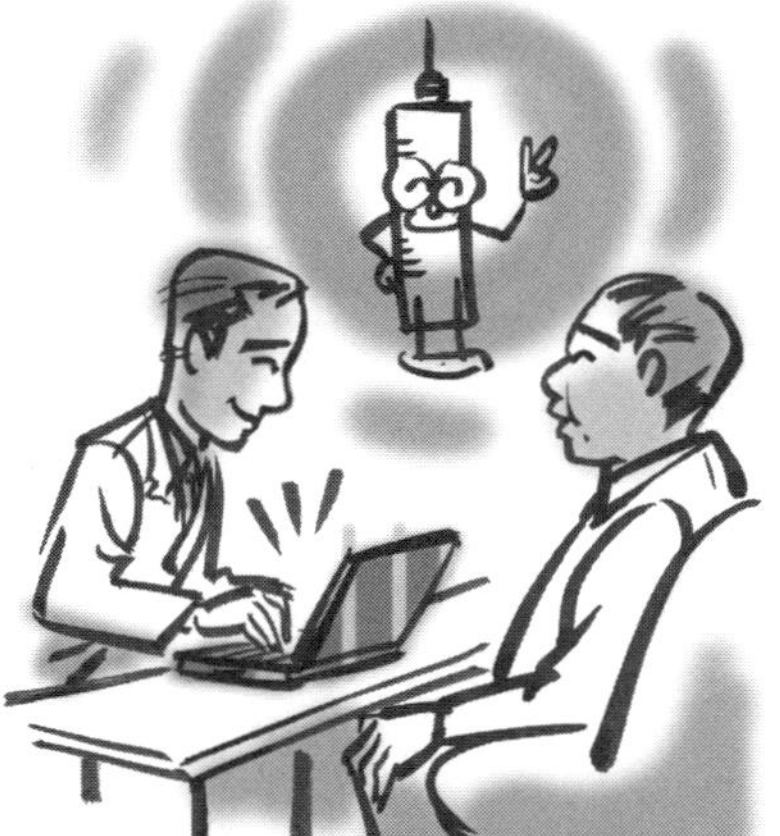

ED治療の効果が

私は長年、内科医として診療にあたってきましたが、糖尿病や高血圧の方が「手足が痺れる」と訴えてくる時には、はっきりとは言ってはくれないものの、実は暗にEDの問題も含まれていることがよくあります。もちろん、「合併症が生じてEDになった」「セックスができない」と直接訴えてくる人もいますが、以前の私たちはそれに対して何もしていませんでした。

EDだからといって、社会的地位が脅かされるわけでもないし、仕事上の責任を問われることもありません。しかし、糖尿病やストレス性の病気を持っている人は仕事に規制が出てきたり、時には職場の配置転換が余儀なくされることもあります。こうなると、まず治すべきは糖尿病などの病気です。どうしてもそう考えてしまいがちなのです。

ところが、EDの治療を諦めかけていた医者も患者も、バイアグラが登場したことで少しずつ変化し始めてきました。

「自分もよくなるんじゃないか」「持病とは別に、EDを治療することが出来るのではないか」こういった希望が持てるようになってきたのです。

実際にそう訴えてきた方を私のところでテストしてみると、何年もセックスから遠ざかっていた患者が見事に可能になる。そしてＥＤが治ることの副産物として、生活全般に注意を払うようになり、本来の病気自体にも良い効果が出始めました。ＥＤ治療がその人に与える効果の大きさに、医者も患者も改めて気づき、驚いているのが現状です。

機能回復は持病も治す

男性機能の回復は仕事にも良い影響を与えてくれます。活力が湧き、今までとは違う積極的な気持ちで仕事にも取り組めるでしょう。まさに生涯現役。

そうはいっても、「もう年だから……」という方がいるでしょう。また病気の合併症としてＥＤになってしまった方も多いはずです。頼みの綱の薬が効かなかったり、服用が禁止される場合もあります。だけど安心してください。高齢でも、治療中の病気をお持ちでも、バイアグラやレビトラを試せない方でも機能回復が可能なのです。

たとえば、私の患者さんで糖尿病を患い一〇年以上も不能の状態の方が、治療で見事に回復しました。その時に本人以上に喜んでいらしたのが奥さんで、「大変助かりました」という電話をいただきました。

話を聞くと、ご主人はこれまで沢山の医者に診てもらい、薬を飲んだり、栄養指導を受けてきました。ＥＤの相談もしましたが「これだけ血糖値が高いんだから、まず糖尿病を治すのが先決でしょう、糖尿病がよくなれば、ＥＤもよくなるでしょう」と何時も言われ、すっかりＥＤについては諦めていたといいます。

ところが、こうして機能が回復すると、いままでさぼりがちだった食事療法や運動を自ら進んでやるようになったというのです。別人のように生活態度を変え、その後はなんと糖尿病自体も良くなっていくのです。ＥＤの治療が自己管理のきっかけとなり、健康を取り戻すことまで可能にしたのです。「ＥＤがよくなれば、糖尿病もよくなります」逆でしたね。

人間にとってセックスとは単なる生殖行為ではありません。それは男性と女性しかいないこの世界で、両者の関係を円滑に進めるための最高のコミニュケーションなのです。夫婦関係はその最たるもので、子供をつくる目的だけでセックスする夫婦はいないでしょう。会話だけよりもさらに深い結びつきをセックスは与えてくれるのです。

男性が男性たるパワーを発揮するには、やはり男性自身が元気である事が要求されます。

男性機能が回復したことで、家族との接し方が変わり、家庭内の会話が増え、健康に注意するようになります。元気だということで、まだまだ仕事も頑張れるのです。

これだけの効果を考えれば、中高年の夫婦がＥＤ治療にやってくるのは当たり前のことだということがわかります。恥ずかしいどころか、むしろ人生をより充実したものにしようという意識を持ち、前向きで魅力的なことなのです。ＥＤ治療に批判的だった方も、最近になって理解し始めました。

勃起のメカニズム

ペニス本体はいうまでもなく海綿体です。海綿体というのは、ほとんどが動脈と静脈が二本並びながら絡み合っている細かい血管のかたまりで、構造はこのように比較的に単純です。

まずペニスの中身ですが、ここには尿道海綿体とその上部両側に二本の陰茎海綿体の三本で構成されています。陰茎海綿体には、動脈、静脈が入り交じっています。海綿体の中の細かい動脈の血管壁は、平滑筋という筋肉で構成されています。平滑筋が弛緩すると、その動脈が拡張し、そこに血液がドッと流れ込んで膨らむのです。

27　機能回復のプロセス

本来ならば、動脈に入り込んだ血液は静脈を通じてペニスから出ていきますが、動脈の膨張で、並行して流れている静脈が圧迫され、戻るべき血液の流れが止められてしまいます。要するに、ペニスに流れ込んだ血液は一方通行の状態になります。これによってペニスの膨張状態が維持されるのです。これが勃起です。

ここで重要なのは、平滑筋がどうして弛緩するか？　どうやったら弛緩させることができるかということです。

男性は性的刺激を受けると、神経伝達物質である酸化窒素が急激に増えます。健康状態ならば、ここでサイクリックＧＭＰという化学物質も出てきます。この化学物質がペニスの平滑筋を緩めるのです。

ただ、男性にはもともとこのサイクリックＧＭＰの働きを阻害するような酵素（ＰＤＥ―５）も持っています。要するに、勃起を抑えようとする酵素です。

バイアグラは、サイクリックＧＭＰを増殖させＰＤＥ―５をブロックする働きで、勃起を促すのです。ですから、この薬を服用しても、性的興奮がなければサイクリックＧＭＰが分泌されず勃起につながらないのです。

あくまでも性的興奮が前提の治療薬なのです。また、性的に興奮しても、それを伝える神経に障害があっては効果はありません。

その上、たとえこれらの障害がクリアーされたとしても、この薬は平滑筋を弛緩させる薬、血管拡張剤のわけですから血圧も低下させます。海綿体の血管に効くだけでなく、全身の動脈の平滑筋にまで効いてしまうのです。というわけで、平滑筋は心臓の血管にもありますから、服用で心臓への負担が大きくなり、心臓の弱い人、心臓病の方には勧められないのです。

たしかに、バイアグラはこれまでになかった、ＥＤ患者の救世主的存在になりましたが、万人の要求にこたえるまでにはいきませんでした。

私が治療法としている海綿体注射法は、こうした一連の勃起メカニズムとは一切関係のない方法です。性的興奮は必要なく、直接ペニスの海綿体に投薬することで勃起を促します。たとえ、下半身に麻痺があるなどで勃起しない人でも、この方法なら充分に勃起可能です。

ＥＤの治療全体を考える時に、まずは、バイアグラ、レビトラ等の内服薬がファーストチョイスでしょう。手軽で、簡単で効果もあります。

しかし、内服薬が駄目な場合、またより確実にということならば、私が、おこなっている海綿体注射法です。医師と相談の上、それぞれの症状、状況にあわせて我々は治療を選択することが出来るのです。

「持続性勃起」と「コンコルド症候群」

男性ホルモンは勃起力を左右するので、男性ホルモンが少ない人は勃起力も小さくなります。ＥＤの治療には男性ホルモンを使用することもあり、アメリカなどでは内股に男性ホルモンの軟膏を塗ったものを張りつける方法もあります。ホルモンの補給でＥＤが治る場合もありますので、この点はとても大事なことです。

また、年をとると袋の皺がなくなり、ダラーンと下がってきますが、これも性的には弱くなったということです。まとまりがあって皺がたくさんある袋がいいですね。

この皺は車でいうラジエーターのようなもので、冷却装置になっています。細胞の働きは寒いときの方が活発で、精子を製造する能力が上がりますから、このラジエーターの働きは子作りにも大いに関係してきます。

また、状況に応じて挙睾筋の作用で上下に活発に移動するのはいい兆候です。伸び縮みを活発にするのがいいのです。これはペニスといっしょです。つまり、「反応に敏感なものがいい」ということです。

「セックスが強い、弱い」というのは、勃起率にもよります。勃起率が高い方が概してセックスが強い傾向にあります。小さいところから大きくなるのが特徴の日本人の場合、世界的にも勃起率が高いことで知られています。

さて、ＥＤ治療の中での最大のトラブルに持続性勃起という問題があります。持続性勃起とは、文字通り、勃起したままの状態が長く続くことです。我々は四時間以上を持続性勃起と呼んでいます。バイアグラでもこの症状がでる場合もあり、これが本人にとっては非常に辛い。この原因にペニスの形状が関係していることが少なくありません。こんな例があります。

五〇代前半の方で、若い女性と再婚しました。「どうも昔と違って弱い」いわゆる中折れ状態ですが、ＥＤの症状をオーバーに申告したために、強めの治療薬でテストしてしまいました。「少し強いかな」と思ったのですが、本人は大満足でした。案の定、それから五時間勃ちっぱなし。帰りの電車を降り歩き出したら、ようやくおさまったというのです。

「持ち帰った薬は調合しなおしますから、使用しないように」と指示しました。

また、酒を飲んだあげく、その後、こともあろうに二本を打ってしまったケースもありました。一〇時間ずっと勃起したまま。これは大変危険なことになります。定量以上に決して打ってはいけないと、初診時に注意事項の中で必ず説明しているのですが……。

持続性勃起になると、今度はそれを治すのに、逆の治療をしなければなりません。勃たせたり萎ませたりと人工的に海綿体を急速にいじめることになり、これが負担になって、果ては完全にいうことを利かなくなってしまうのです。

ＥＤ治療の過程で、特に注意しなければならないのが持続性勃起なのですが、ペニスの形状によっても事情が異なります。亀頭部があまり発達してない場合は、一般的に薬が効きすぎて勃ちっぱなしになる傾向があります。しかも、全体の大きさが比較的小さいとなると、さらに拍車がかかります。通常時の大きさが細くて長めのも要注意です。

ＥＤの一種に、「コンコルド症候群」という症状があります。勃起時に超音速旅客機「コンコルド」の機首のように、ペニスの先端が下方に湾曲していて、先端がエレクトしないことをいいます。これは、海綿体の一部に血行障害を起こしていることが原因と考えられます。「コンコルド症候群」でも軽い血行障害のもでしたら、強めの海綿体注射で、見事に治ってしまった症例もあります。

持続時間を欲張った結果、ペニスが臍に向かって反り返り、そのまま四時間以上ということがありました。元に戻しましたが、当の本人はびっくり。変に立派すぎる自分のモノを前にして、パニックに陥っていました。

だからといって、注射治療を決して怖がらないで下さい。「コンコルド症候群」に明日はない、といっているわけではありません。注射による持続時間を欲張らなければ心配はいらないからです。

逆に異常に短く太い場合はどうか。問題はありません。この手は、勃起するとかなり立派になります。また、亀頭部が発達しているものは、万が一持続性に陥っても苦痛が少なく、元に戻るのも早いのが特徴です。これは海綿体の血行がいいためと思われます。

となると、血行が悪い低血圧の人は持続性勃起に気をつけなければなりません。

とにかく、人それぞれによって全て違うのがこの治療法の特徴です。それだけに、最大の注意と経験が必要とされます。

一度だけの人生

今、あなたにとってセックスとはどのような位置にあるのでしょう。セックスについてどのようにお考えでしょうか。やはり寄る年波、充実したセックスなどというものは若者の特権とお考えでしょうか？　いい年をして、セックスの話をするのはみっともないよとおっしゃるでしょうか？　セックスなど別になくとも我々中高年は十分に人生を楽しめるとお思いでしょうか？

それは違います。中高年になってからのセックスこそ、私たちが豊な時間をすごすためにとても重要なことなのです。若い頃同様、いやそれ以上にセックスが我々の人生にもたらすプラス効果は大きいのです。

バイアグラが登場して以来、中高年の男性が表立ってセックスを語ること、ＥＤについて語ることが以前より格段に多くなってきました。実際に、ＥＤについて悩み、ほぼ諦めかけ、口をつぐんできた多くの男性が再び希望をもち、治療を望むようになってきています。

こうした変化は実に喜ばしいことです。中高年の男性にこそセックスは万能の薬なのです。ストレス社会といわれる現代を活力を持って生き抜き、一度だけの人生を大いにエンジョイするためには、セックスはなくてはならない要素なのです。その人の人生における生き甲斐、喜び、悲しみすべてに性の問題は深く作用しています。

「一度だけの人生です。大切にしましょうね」

ＥＤ治療の実際から

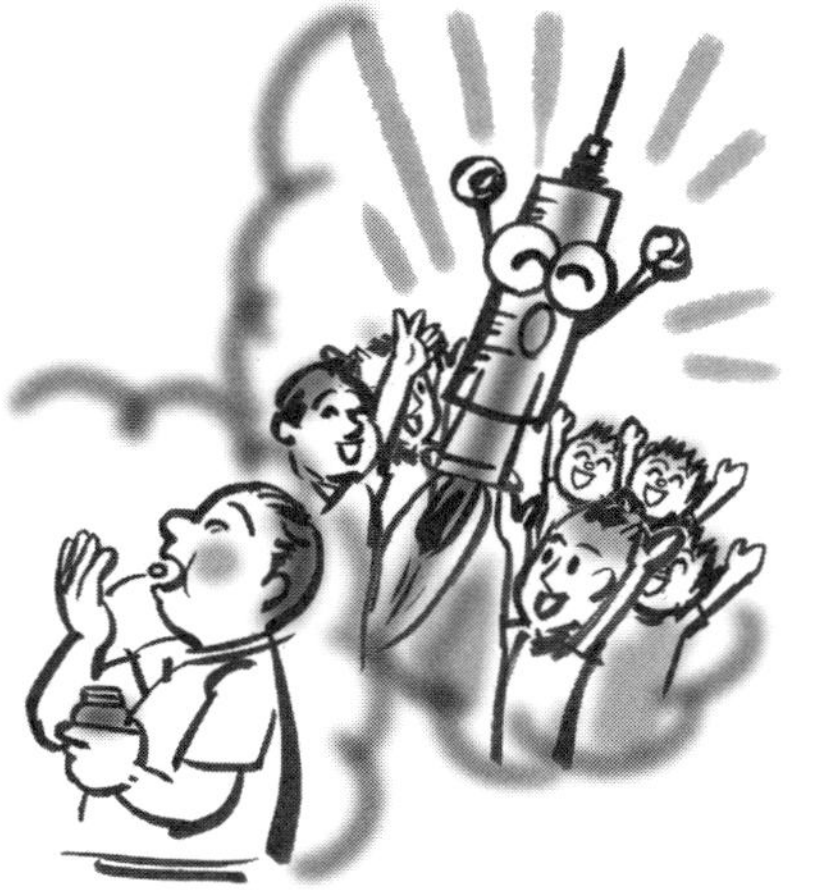

「EDを治すんだ」「EDを治してみせる」

「血圧が高く、心臓の薬も飲んでいるが、注射によっておかしくなることはないか？」という問い合わせがよくあります。まったく問題ありません。

高血圧、心疾患でバイアグラを飲めない人が海綿体注射を行なうのです。その人が持っているアレルギー体質や持病などが原因で飲みたい薬も飲めず、受けたい治療も受けられず、食べたいものも食べられないという制約を課せられている人たちがいます。そんな人たちに対しても、海綿体注射治療法は受け入れてくれます。

副作用をはじめ、注射後の異変もまったくといっていいほど心配はいりません。最初に時間をかけてじっくりと問診を行ない、患者さんをよく知った上で、治療に入りますので安心して受診してください。実際に、当クリニックで使用する薬剤の安全性からいって、問題はまず考えられません。ただし、問診における虚偽の自己申告をされ、それを前提として治療することで思わぬ事故につながることがあります。問診においては、その人のマル秘事項を初めて他人である医者に打ち明けるわけですから、恥ずかしいあまりに思わず過小に申告したり、あるいは大げさに言ったりすることも十分にあるでしょう。そのお気持ちは十分に察します。

しかし、問診も治療の一部であるわけで、それに間違いがあると医者が最終的に下す診断にも大きく影響してきます。とりわけ、海綿体注射法では持続性勃起という厄介な難問を迎えることになるのです。

ですから、診察室は患者と医者の一対一の場であるわけですし、ざっくばらんにお互い信頼し、「EDを治すんだ」「EDを治してみせる」とそれぞれの立場で、難関だったEDに立ち向かっていく気持ちが一つになれば、あとは性機能が回復するまでは時間の問題なのです。いかなる持病、アレルギー体質を持っていても、それらに関係なく有効に注射は働いてくれるので心配はいりません。

バイアグラ難民

性の革命と謳われるバイアグラですが、全てのED患者に使用できるわけではありませんでした。成人病を持つ人には非常に危険な薬でもあります。糖尿病、心臓病、肝臓病、高血圧症などの持病を持つ場合、基本的にバイアグラは使用できないのです。アメリカで一三〇人の死亡者が出たことを忘れてはなりません。この死亡者のほとんどが持病をもつ方でした。ですから、自分がこの薬を使えるか使えないかはきちんと専門医の診断を受け、そのアドバイスに従う必要があります。皮肉なことには、ＥＤに悩むのは多くは中高年者です。何らかの持病を持ち始める年代です。しかも、ＥＤの原因がその持病からきていることも多く、バイアグラはそのたくさんの人々には応えられないのです。

また副作用についても気をつけなければなりません。もともと狭心症の薬として開発されたため、ペニスだけでなく、全身に影響を与える薬なのです。頭痛を感じたり、口が乾いたり、動悸が起きたり、急激な血圧の変化によって体の異常を感じることもよくあります。また目がチカチカするとか、顔がほてるとか、お腹を壊したという例もあります。

副作用としてもっとも気をつけなければならないのは、狭心症を持病としている方です。バイアグラがそもそも狭心症の薬だというなら、何が問題なのだとおもわれるかもしれませんが、実は違います。多くの狭心症の患者は、血管を広げるニトログリセリンを治療薬として服用しています。その時にさらに血管を広げるこの薬を服用すると、必要以上に動脈が拡張し、血圧が急降下。亡くなってしまう危険すらあるのです。

また肝臓の悪い人は排泄がうまくいかないので使用は避けたほうがいいのです。そもそも、この薬は四〇パーセントが体内に急速に吸収されるそうです。空腹時は特に吸収率がよく、排泄は八〇パーセントが便からで、おおよその半減期（体の中で薬効量が半分に減少するまでの時間）が四時間といわれています。

ところがこれは、四時間もの間、体の全ての平滑筋に影響していると思うとあまりいい気分ではありません。

バイアグラを飲んで死亡した方のほとんどが、心臓病や、心臓血管系の病気を持っていた人です。なにより危険なのはそうした病気の治療薬である硝酸薬との併用です。他にも日常医師がよく投与する薬で、ある種の抗生物質、潰瘍治療薬、抗真菌薬との併用も危険な場合もあるので、医師に確認することをくれぐれも忘れないようにして下さい。

簡単に手に入り、飲むだけでＯＫ。バイアグラはＥＤ患者が諦めかけていたセックスを可能にさせた夢の薬です。けれども、これで世の中の男性全てが救われたわけではありません。

高齢者や、病気が原因でＥＤになってしまったのに、その病気のために服用できないなど、夢の薬は同時に数多くの「バイアグラ難民」を生み出しました。

しかし、一度生まれた希望の灯を消すことはありません。バイアグラ難民を救う治療法はあります。

それが海綿体注射治療法なのです。

糖尿病だから仕方がない？

糖尿病は戦後まもない頃には無かった贅沢病で、ご存じのように現在大変増え、未治療者を含めると日本では男女合わせて六〇〇万人から七〇〇万人とも推定されています。その糖尿病患者のうち、五〇歳過ぎの男性の約半数がＥＤと見られ、その数も年々増加しています。

慢性疾患である糖尿病は、突然発症するものではありません。検査していくうちに徐々に血糖値が高くなり、「これは困った、まずいぞ」という感じ。

ここで興味深いのは、糖尿病の治療期間中、医者に問診、診察された際、「あなたは性機能の方はどうですか？」と聞かれたかどうかということです。そういう質問をうけた人は一四パーセントというのが、世界的な調査で出ている数字で、逆に患者が申告したかどうかという点では五〇パーセントほどです。

これでわかるのは、いかに性機能の問題が潜在的で表にでていないかということです。さらに患者からの訴えがあったとしても、ほとんどの医者が患者の訴えに応えていないというのが現実なのです。

実際、糖尿病で血糖値が三〇〇以上もあったら、性行為はできないかもしれません。それよりも、まず糖尿病を治さねばと医者は考えます。だから、仮に患者がEDを訴えてきたとしても、「まずは糖尿病を治すのが先決でしょう」「糖尿病が治ればそちらの方もよくなってきますよ」と、私を含めた医者たちは今まで言い続けてきました。第一義的にEDを何とかしようと真剣に考えてはこなかったのです。

これほど高い確率でEDを引き起こしている糖尿病ですが、そもそも糖尿病患者はなぜEDになってしまうのか、そのところがまだはっきりとしていません。長期間の高血糖状態がさまざまに作用し、それが絡み合ってEDになっているのではないかと思われているのですが、糖尿病が原因で起こるEDはそのパターンもさまざまです。その曖昧な点も積極的なED治療への妨げになっていたのですね。

糖尿病によっておこる合併症は数多い。末梢神経障害や自律神経の障害の発生、白内障、網膜症になれば失明の恐れさえもあります。合併症もさまざまで、一定のパターンはありませんが、こうした合併症を起こすことですっかり気落ちしてしまい活力を失っていき、その結果EDになっていくケースがあります。合併症プラス心因性のEDです。

　このように、たとえ糖尿病がありその合併症があっても、心因性の要因によると思われるEDは、現在では治療で治るという認識が少しずつ生まれ始めています。医者も患者も積極的にED治療へと向かい始めたのです。

　バイアグラの登場は結果的に糖尿病治療の大きなきっかけとなりました。この薬の普及によって、糖尿病による性機能障害を訴える患者が増え、それに対応する医者も増えました。しかし、多くのED患者への福音となったこの薬も、糖尿病患者には五九パーセントの有効率でしかなく、万能ではありませんでした。クリニックに来る糖尿病が既往症にある患者の多くは、「全然効かない。ただ顔がほてったり、頭がガンガンするだけでダメ」といい、特に透析をやっている場合、ほとんどの人が頭痛を訴え、その効果はありませんでした。

　しかし、EDの治療法はバイアグラやレビトラ等の内服薬だけではないので安心してください。内服薬がだめでも諦めることはありません。

タザキカクテルの開発

一九八〇年にフランスのヴィラグ氏が初めて行なったパパベリンの海綿体注射法以来、ＥＤ治療は、最適の薬剤探しが課題でした。

単一の薬剤ではなく、何種類かの薬剤を調合することでより高い効果を得ようと考えたのです。つまり、海綿体注射法の開発の歴史は薬剤同士の相性探しでもありました。

開発に際しては、自らを実験台にもしてきました。元々、内科医として救急医療を中心に活動してきた私が、ＥＤの治療を始めることで、周囲からの猛反対も受け、順風満帆に研究に打ち込めてきたわけでもありませんでした。

こうした試行錯誤の繰り返しから、ようやく安全で確実性の高い調合剤『タザキカクテル』を研究開発し、世に問うことができたのです。

完成までの最後で最大のヤマ場は、薬剤の調合の割合でした。調合する薬剤はすべて出揃いましたが、調合するそれぞれの量が百分の何ccという超微量のために、それこそミクロの戦いを余儀なくさせられていたのです。当時、その最先端をいっていると言うオーストラリアの医者がおり、実際に日本でも彼が開発した薬を用いた治療もされていましたが、果たして彼の開発した薬剤が日本人に適合するのだろうか。患者や、医療現場から、そのような生の声を耳にし、必ずしも適合するものではないと判断したのです。私は日本人の生活環境や体力に合ったものがあるはずだ。さらには患者は百人百様、千差万別であり、指紋同様にペニスにも独自の個性があるはずだ。試行錯誤の結果、「誰にでも一様に有効というカクテルなんてあるわけがない」という結論に達し、「一人一人の症状に応じた薬剤をその場その場で調合する」という手作業による方法で『タザキカクテル』を作っていったのです。

ですから、『タザキカクテル』は一つではありません。患者さんの数だけあると思って下さい。ただし、基本ベースとしてのカクテルは三種類あり、患者さんの症状に応じて、この基本ベースに〝味付け〟し、オーダーメイドのオリジナルカクテルを調合するのです。

私は、一九九八年以来、何とか日本人の生活環境や体力に合ったものに、さらには患者一人一人の症状に応じて薬液を調合するといったことが出来ないものかと、いろいろと試行錯誤しました。その結果、自然な勃起・持続性に優れ痛みのない治療薬カクテルの完成をみることが出来たのです。そして、ＷＨＯ主催の第一回国際ＥＤ会議での研究発表となったわけです。カクテルの完成といいましたが、現在もより効果的な薬の開発に日夜没頭しています。一般的に薬剤には相乗効果がありますが、これがわかったようでわからない、なかなか難しいものなのです。同じように血管を拡張させる薬でも、混ぜ合わせることで必ずしも効果が増すとは限りません。逆に効果が落ちることだってあります。要するに混ぜるものの相性というのが大事になってくるのです。ヴィラグ氏がはじめて行なったパパベリンの海綿体注射以来、ＥＤ治療は薬の相性探しの歴史でもありました。こうした試行錯誤を経て、ようやく安全で確実性の高い調合剤が生まれたのです。

さて、海綿体注射法での勃起時間の目安は約一時間前後です。これも長年の試行錯誤の結果たどり着いた、ペニスに負担をかけず、痛みを伴わない最少量で性欲、性感、満足度を満たす最良の勃起時間というわけです。くれぐれも忘れてはいけないのは、ＥＤ治療とはあくまで治療であるという認識です。ペニス強化ではないということです。

私は受診される患者さんが、「もっと持続時間を」「もっと勃起力を」と欲張る場合は、それによって生じる持続性勃起の危険性を説明しています。海綿体注射法はバイアグラのように死者を出す恐れはありません。どんな病状でも使用することができますし、副作用としての持続性勃起も防ぐことができます。しかし、いかに安全で確実なＥＤ治療法だとしても、これにはまず患者さんの協力が不可欠なのです。

これまで行なわれてきた薬剤の調合は、いかに局所への投与量を少なくするか、それによる疼痛、変形、持続性勃起等の副作用を軽減することを目的にやってきました。

しかし、私のカクテルは、これらに加えて患者さんの病状、希望などに応じたオーダーメイドであり、その点がこれまでのものとの決定的な違いなのです。

『タザキカクテル』*はすべての男性に、効果を期待でき、パートナーである女性にも希望を与えることのできる薬剤です。

＊Tazaki cocktail by Tazakiclinic（商標登録　第４３８３１０７号　特許庁長官　近藤隆彦）で平成十二年五月登録。

ED治療とQOL

ＥＤに関するＱＯＬの概念は私が第一回のパリの国際ＥＤ学会で初めて使いました。つまりＥＤの治療前と治療後のＱＯＬを数値で比較して発表しました。そして今なお、統計を取り続けています。

経済的に豊になって、寿命も伸びたことで、人は質の高い生活を追求するようになりました。セックスもその大きな一つです。ですから、ＥＤに関するＱＯＬをテーマに研究報告する上で、ＥＤを避けては通れなくなったのです。たとえば、ＥＤが治り、「おかげで社会的にも積極的に参加し、家庭内でも円満、最高の余生を送っている」と発言する人が続出しているからです。

この治療をやっていて本当によかったと思うのは、患者さんからの喜びの言葉に尽きるのですが、特に、ＥＤからの生還により仕事や生活に活力を取り戻したという話を聞かされると、医者冥利に尽きますね。

ある程度の年齢のいかれた方や、特に、器質性のＥＤの場合は、いくら治療を続けても完治をのぞむことは大変むずかしいと思います。

二〇〇二年第二六回国際泌尿器学会（ストックホルム）において、私は当院患者の治癒率とＱＯＬについての発表をさせていただきました。この中で特筆すべきことは、注射や薬を使っての二次的またはその都度勃起させることによるセックスにおいても、性に対する悦びは絶大であるということでした。

当院に来られるほとんどの方が、それまで何らかのＥＤ治療を経験しています。中には医者並みの知識を持っている人もいます。皆さんに共通していることは藁をもつかむ気持ちでやってきたものの、一方では注射で勃つことに半信半疑なのです。

しかし、問診を終え、その結果に応じた薬で実際にテストすると事態は一変します。その時の本人の驚きたるや大変なもので、顔をくしゃくしゃにほころばせながら「俺のって、こんなに大きかったの……」

いろんな言葉が悦びとなって口をついて出てくるんです。もうこの時点から、自信回復が始まっており、本来の若さを取り戻していくのです。つまり、性機能が回復しただけでなく、そのことによる自信回復がパートナーとの人間関係をさらに深め、仕事面でも趣味の面でもあらゆることにいい影響を及ぼしていくのです。

日常生活においてもそれまで半ば自暴自棄となっていたのが、自己管理できるようになり、他人にも思いやりをもてるようになります。

生きていることが楽しく、元気を取り戻していき、ＱＯＬの向上がみられるのです。家にひきこもりがちだったのが社会へも積極的に参加するようになり、生活にはりを取り戻していくのです。

「Invitation to young　若さへの招待」これが当クリニックの目標とするところです。

世界のＥＤ治療事情

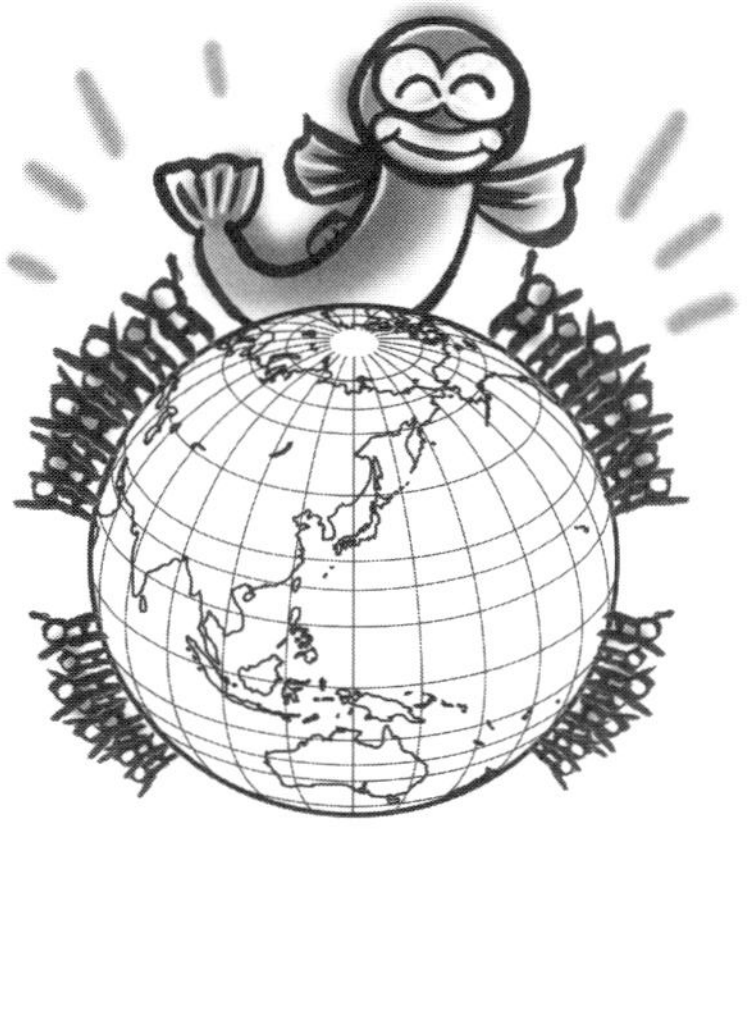

最新の世界のED治療

私がＥＤ治療に取り組み始めた当初、周囲の環境は、研究者にとっては実にお寒い状況でした。それは日本国内だけでなく、世界的なことだったのです。

それまでは国際泌尿器学会でも、国際老年学会にしても、ＥＤに関する報告やシンポジウム等は、学会開催期間の最終日に数時間程度しか設けられていませんでした。その時にはもう、大半の参加者は帰国の途についていたのです。

ところが、一九九八年、ロバート・ファーチゴット博士、フェリド・ラムド博士とともにルイス・イグナロ博士が、かねて研究中の勃起のメカニズムに関する、ＮＯ―ＧＮＰ、ＰＤＥ―５の研究でノーベル医学生理学賞を受賞し、世界の目はＥＤの問題に集中しました。そして、この研究が「バイアグラ」の開発、臨床応用につながったのです。

そして、勃起のメカニズム解明でノーベル賞を受賞した翌年の一九九九年、ＷＨＯ主催による初のＥＤ学会が発足。二〇〇〇年一〇月にシンガポールで開催された、二五回を数える歴史のある国際泌尿器学会では、冒頭からＥＤをテーマにしたシンポジウムが行なわれたのです。しかも、前夜祭に先駆けていきなりです。

これまでですと、泌尿器学会のメインテーマは前立腺に関するものでした。そこにEDが割って入るとは……。これは画期的、いや革命的なことです。

なぜ？　EDの問題は何千年も人類が悩み続けてきたのに、日の目を見ることがなかったのに、どうしてこの時期に？

大きな理由の一つは、やはりバイアグラの登場でしょう。

いくらEDが人類の古くからの悩みといえども、なんら有効手段がなく、〝年をとれば、糖尿病なら〟と、不治の病として医者も患者も真剣にEDに向き合ってこなかったが、この薬が希望の光を差し込んでくれたのです。

「もう一度青春時代に戻りたい」という欲求が湧き起こり、EDを恥じず表に出してきたのです。当然、それに学会も対応せざるをえなかったということです。

ED観の違い「アメリカと日本」

一九九六年のアメリカ大統領選でクリントン大統領に敗れたボブ・ドール氏も、前立腺癌の手術でEDに陥った一人です。その後、ED治療の臨床試験に参加し、性生活が復活したといいます。こうした経験をドール氏は、しばらく人には話しませんでした。「恥ずかしい」「政敵の攻撃材料になるかもしれない」というのがその理由でした。

ところが、一九九九年に政界を引退し、テレビのトーク番組で、当時七五歳の氏が、「私はバイアグラの臨床試験に参加していた。グレートだ。実に効果的でスゴイ。もう少し早くこの新薬が出ればよかった」と明かしました。

放送後、大変な数の電話が殺到し、ドール氏は一躍、ED治療の伝道者となってしまいました。ワシントン・ポスト紙の一面では、この薬で喜びを取り戻した人たちの声が、奥さんたちからも紹介されていました。

また、発売元のファイザー社の株は上昇。ドール氏は「早めにファイザー社の株を買っておくべきだった」とも語っていました。

男性機能を回復したドール氏の勢いは、それだけでは終わりませんでした。テレビCMに抜擢されたのです。「EDは人に言えない問題だ。今回のCMは、苦しむ人々の手助けになるに違いない」そして、「EDは決して恥ずかしいことではない。効果的治療はある。病院へいこう!」これらは、まさに私のいわんとしているところであります。

仮に、これが日本の永田町のセンセイだったならば、どうでしょう？　自分がＥＤだなどとは、口が裂けても公表しないでしょうし、こと自分の病気、ましてや下半身が絡むことは絶対タブーな世界のようですから、政治の秘め事も下半身の秘め事も、すべて秘め事として終わらせてしまうのでしょう。以前、官房長官経験者のＫ氏が週刊紙上で、「バイアグラ愛用者」と書かれたことがありました。するとセンセイは、「肉体的欠陥があるとの印象を与える」と出版社を名誉毀損で訴えていました。

〝現役バリバリ〟なのでしょうが、ドール氏の話を聞いた後では、Ｋ氏の器が小さく思えますね。

ところで、ドール氏ですが、大統領選ではクリントンに敗れたものの、晩年はバイアグラ効果で悠々自適。一方のクリントンは、当時、不倫もみ消し疑惑で下院司法委員会で弾劾訴追決議案を可決され、政治的ダメージを受けていました。何とも皮肉な話ですね。

偶然でしょうが、ドール氏はクリントンのお相手となったモニカ・ルインスキーさんが大統領と不倫関係にあった時に住んでいた、ワシントンのアパートを購入したということです。

若い人のED

ＥＤにはまるで縁のないような若者が性的不能に陥る原因に事故があります。たとえば、交通事故やスポーツ中などの事故や怪我による脊髄損傷です。

脊髄は脳と全身の体のさまざまな部分でうける感覚を脳に送り、また脳からの運動命令を出すのもこの脊髄を通る神経によって伝えられます。ここで、もしその神経が切れれば、そこから先は感覚もなく、麻痺してしまいます。

問題なのは脊髄の損傷です。ここは膀胱、直腸、性器といった骨盤内臓器の機能をうけもっていて、これが切れると尿意も便意も感じなくなり、もちろん性感も損なわれてしまいます。もちろん個人差はあり、完全麻痺という状態は一握りではありますが、セックスができなくなると思い込むあまり、自信を喪失し、状況が悪い方へと進んでしまうというケースも少なくありません。

子作りの問題を含めて、中高年者以上に深刻なのが、こうした若い人のＥＤです。

厚生省の身体障害者実態調査の推計では、在宅で一八歳以上の脊髄損傷患者は七六〇〇人です。整形外科医らの組織、日本パラプレジァ（対麻痺）医学会の調査では原因の四四パーセントが交通事故。受傷の年齢は五〇代に次ぎ二〇代が二番めのピークです。

若いだけに悩みを人に打ちあけることもなかなかできず、自信も性的興味も失い、外にも出ずに消極的になっていきます。こういったケースこそ早期のＥＤ治療を行ない、人生の素晴らしさを思い出して、一日も早く社会復帰を叶えて欲しいと思います。

まだ三〇歳になったばかりのＡさんは糖尿病でもなく、かって大病を患ったこともありませんでした。ところがある日、気がついたら、もうまったく不能になっていたというのです。いわゆる心因性のＥＤですね。そういう状態が五年以上も続きました。結婚もし、新婚生活をまだ楽しみきらぬうちの悲劇でした。ＥＤ治療で名のある病院、先生をはしごする毎日が続きました。民間療法、精力剤、漢方薬、ドリンク剤などあらゆる方法を試してみたといいます。時々わずかではあるが元気を回復するものの、その瞬間焦ってしまい、すぐに萎えてしまう。自分のものとはとても思えない〝いじわる〟ですね。

そして、万策尽きて私のクリニックにみえました。もちろん、注射で勃起に成功しました。他の患者さん同様に、大変喜んでいただきました。

「おかげさまで女房が妊娠しました。ありがとうございました。まだ薬は残っていますが、しばらくは注射を打つ必要がなくなりました」

この報告を電話で受けた時ほど医者として嬉しく幸せな気持ちにさせられたことはありませんでした。

いろんな方を診てきましたが、ＥＤから脱皮した際の喜びの表現方法にもいろいろな形があるものです。それほど、嬉しいということなのでしょう。

勃起するやいなや、大喜びし、感激したかと思いきや、クリニックを飛び出し、彼女のところに走った人もいました。でも、すぐに戻ってきて、「いやあ、お恥ずかしい」よく見ると、クリニックのスリッパを履いたまま飛び出していたのです。よほど嬉しかったのでしょうね。

先進国の若者にEDが多発？

若年のＥＤは、先進国、とりわけインターネットの普及率が高い国の若者に多いという数字が出ています。日本もその例外ではなく、要注意圏内なのです。日本の場合、安全、安価、安心の三つが満たされるデジタルセックス、あるいはバーチャルセックス（以下、ＤＶセックスと呼ぶ）で満足している若者のＥＤが先進国と同様に増加傾向にあるのです。

国際ＥＤ学会でも、若い世代のＥＤの原因の一つとしてこのように分析し、警鐘を鳴らしています。

パソコン上で、好みのアイドルか、あるいは彼女でもいいのだが、取り入れて写真を合成。さらに映像編集作業を施して、これを自分のパートナーに仕立てた上で映像化し、オリジナルなＡＶを作り上げ、一人で楽しむという寸法です。

あるいは、単純にＡＶネットワークをチョイスするといった、極めてお手軽なセックスを求めるネットオタクの若者が急増中だというではないか。

彼らに言わせると、彼女をつくり、愛を育むといった行為は極めてアナログ的で、最後の目的を達成するまでのプロセスは、常にリスクを伴う厄介な作業でしかない。

声をかけても振られる。声をかけるかどうかで悩む。失敗は恥ずかしい。食事に誘い、デートするにはそこそこのお金が要る。

映像上の彼女なら、相手に飽きても何人でも取り替えることが出来る。しかも、気まずい関係や、別れる別れないの修羅場もないし、ましてや殺傷沙汰などない。こうして、ＤＶセックスに若者がはまってゆくことになる。

では、なぜこの若者たちにＥＤが多くなるのか。ＤＶセックス派は、自分自身で悦に入ることが習慣化し、生身の女性との感触に大きなギャップが生じてしまうからなのだ。いざとなっても、なかなか満足が得られないことになる。

ＤＶセックスは、あくまで自己中心の性の処理手段であるから、本物のパートナーを満足させる思いやりや配慮、相手の状態に合わせるといったコミュニケーションなどは微塵もないままに終始することになりがちなのだ。

で、その後の二人の行く末は？　いまさら論ずるまでもないだろう。

私たち一人一人が日本人として、本来、体内に流れているであろう野性味ある資質を取り戻し、「親父は親父たる威厳」を持って、家族が和し、元気な日本を創造することを切に願わないわけにはいきませんよね。

「見てみろ！」「破廉恥だ」

治療薬開発の始まり当時は、パパベリンの量をいかに減らすかが問題でした。そこから、よりよいカクテルの作り方から、よりよい薬剤の使用へと海綿体注射法は進歩していくのです。

よりよいカクテル作りを試行錯誤してる時代にこんなことがありました。

一九九四年に開催されたインポテンスに関する会議のことです。モルウォーティというイタリアの医師がアトロピンという薬剤をカクテルに加えてみました。迷走神経を遮断する作用のあるアトロピンとパパベリンの併用による薬効作用の相乗効果と、副作用の軽減を図ったのでした。

さてモルウォーティ氏、このアトロピンをパパベリンやレギチーンなどに加えてみたところ、素晴らしい効果があったのです。

モルウォーティ氏は学会での発表の際、壇上でおもむろに自分のペニスを出し、「見てみろ！」と叫ぶと自分のカクテルを自ら注射しました。もちろん見事に勃起して、場内では居合わせた人々が拍手喝采、大いに沸きあがりました。そこまではよかったのですが、中には女性会員もいて、その後、「破廉恥だ」ということでモルウォーティ氏は学会から除名されてしまったようです。

実は十数年ほど前にも学会で、同様の露出発表がありました。

アメリカの泌尿器学会で、イギリスの神経生理学者が講演中に突然下着を引き下ろし、勃起した自分のペニスを鼓舞するように、堂々と会場を歩き回り、触ってみるようにうながしたのです。立派なものは、ついつい人に見せたがるんですね。

女性機能不全にも光を

ＥＤの問題はどうしても人に話したくないものです。専門的に治療する医療機関もほとんどありませんでした。

この問題が医学として取り扱われるようになったのは、戦後すぐの一九四八年にさかのぼります。アメリカ人を調査対象とした「キンゼイ報告」なるものが出版されたのです。しかし、日本ではこの報告を受けても、医学の分野でなく、週刊誌や風俗出版物に興味本位で取り上げられるだけでした。ごく限られた医者だけが日の当たらないところで診察していたのです。それからさまざまな遍歴を経て今日に至ったのですが、ＷＨＯ（世界保健機関）が乗り出したり、ＥＤに関する国際的な学会がたくさん設立され、そこでの研究成果の発表数も年々増加してきました。私は今まで、ＥＤは男性機能不全という男性の疾病であり、男性のみの関心事なのだろうと考えていました。

ところが、一九九九年七月パリでＷＨＯの主催で行なわれた「第一回国際ＥＤ学会」に出席してみて、その認識がガラリと覆されてしまったのです。実は、EDというものは男性のそれと名称こそ違え、性機能不全という疾病として女性にもあるのです。

私が『タザキカクテル』の研究発表のため、ホテル・コンコルド・ラ・フィアットに隣接するメイン会場に足を運んだ時のことでした。通路のドアを開き、一歩場内に足を踏み入れた途端、わが目を疑う光景がそこにあったのです。一瞬、その光景を眼にした私は、「おや、会場を間違えたかな?」と、思わずつぶやいたほどでした。なんと立ち見がでるほどの盛況で、ED学会であるはずの場内には、驚くことに大勢の女性参加者が席を埋めているではありませんか。EDの問題は女性にとっても重大な関心事であるということが裏付けられる結果となったわけです。

学会の最終日のことでした。私が一歩遅れて会場に入った時、ヨーロッパの女医チームに数人の男性医師が加わっての研究発表のようでした。EDという男性機能不全をテーマとするこの学会で、「私たち女性にも生ずる女性機能不全の現況を訴えたいのだ……」と彼女の力説が続きました。

発表が終わると、会場は割れんばかりの拍手が続いて、しばらくは鳴り止みませんでした。「女性機能不全にも光を」の思いを新たにした学会でした。

国際学会での報告

私はＥＤ治療に取り組み始めてから、ニューヨーク医科大学教授である兄の指導の下で、これまでに国際学会に七回出席し、発表してきました。

前にも記載しましたが、ＷＨＯが始めて乗り出した一九九九年にパリで行なわれた第一回国際ＥＤ学会では、年齢、病気にかかわらず誰もが平均的に程よい勃起を得られるカクテル療法の臨床データを発表し、海綿体注射法の最先端であることが認められました。

二〇〇〇年にジュネーブで開かれた第二回世界高齢男性学会で発表した論文を要約してみましょう。

「当院受診者からみれば、日本の七〇歳以上の男性のＩＩＥＦ調査（国際勃起不全程度基準問診表による調査）の結果が思ったより高得点だった。海綿体注射法は七〇歳以上のＥＤ患者でも一〇〇パーセント効果がある。『タザキカクテル』で用量調整された注射は、七〇歳以上のＥＤ患者に好ましい治療法である。パートナーとの協力は高齢者のＥＤ疾患に必須である。治療の結果、ＱＯＬ（クオリティ・オブ・ライフ）が上昇する」

二〇〇〇年一〇月のシンガポールでの第二五回国際泌尿器学会では、さらに一歩突っ込んだ報告をしています。

「世界的に認められ、普及しているバイアグラは、日本では広く使われていない。それは副作用を心配することだけが原因ではなく、日本と欧米との性習慣の差にある。

日本の高齢者におけるアンケートによると、彼らは健康的な性生活を望んでおり、海綿体注射療法のような、より効果的で安全な方法を求めている。また七〇歳以上の症例の多くは安全な単一相手との性生活を好んでいる」

この報告内容は、間近に迎えつつある高齢化社会を考えていく上で、最も重要な問題だと考えています。

要するに、高齢化社会を迎えるにあたって、もうセックスに年齢の壁という障害を考えるのは重要ではなくなりつつあるということなのです。

ノーベル賞は勃起のメカニズム解明

私の兄も医者です。

一〇年程前のことですが、その日の朝も、クリニックで何時ものように渋茶で一服しながらカルテに目を通していました。ネットにEメールの着信があり、開いてみるとニューヨークの兄からのものです。

私がED治療を始めてからというもの、彼からのメールは月に何度となく、時には欧米のED事情や彼の扱った臨床データ等を、アドバイスという形で送ってくれていました。

兄は、もともと慶応大学医学部の教授として泌尿器科を専門にやっていたのですが、グローバルな観点から、思うところあって渡米し、現在、ニューヨーク医科大学の泌尿器科の教授として、現地の医学教育に専念しているところです。

今回のメールの内容は、何と勃起のメカニズムに関する研究で三人の学者がノーベル医学生理学賞を受賞した事、さらに、この受賞を機にED問題に世界中の目が注がれ、その治療法に拍車がかかるであろう……。とのことでした。

私はこのメールを読むなり、「よかった、これでED治療に市民権が得られる時がきた」と、確かな手応えを感じ取ったのでした。

そうそう、彼からはこんなメールもありました。それは、「日本の親父の弱体化が、少子化の原因だ！」とする持論で、私は思わず「ウーム、ご尤も」と、納得ずくめの内容でした。

彼の言い分はこうです。

男女平等、デモクラシーを謳うアメリカで暮らし、グリーンカードを取得してみて、国家とはこういうものだ、家族とは、そして父親の尊厳に関しても、日本といかに違うかをはっきり比較対照できるようになった。

とりわけ、親父の弱体化は、国の存亡に関わる由々しき事態である。国は「覇権」を、つまりは統治権を持つ事で国家の体裁を保つことが出来る。同じく、家族は親父が威厳を持つことでその和を保つことが出来るのだ。

外国から見る日本は、経済大国とはやされ、金を垂れ流すような外交戦略。親父は家庭で粗大ゴミと罵られ、会社ではリストラに怯えながらも懸命に働き、老後のための預金、年金にも不安が生じ、これでは子育ても夫婦生活も楽しいわけがない。世紀末の日本丸を望見していてまことに歯がゆい限りだ。

「日本の親父の弱体化が、少子化の原因だ！　威厳を持って頑張ろう！」

二〇〇〇年一〇月、シンガポールの国際泌尿器学会での、各研究者の報告ですが、バイアグラに関するものが圧倒的に多かったです。

欧米のみならず、オーストラリア、アジア、アフリカと世界中から二千人にも及ぶ医者や、学者が集まり、各国のバイアグラ事情が報告されました。人種、民族、国によってこの薬のもたらす成果はまちまちだということが認められました。その理由については、以後の学会でさらなる研究成果が発表されることでしょう。

バイアグラは、現在のところEDに一番有効な薬だとされていますが、度重なる事故が起きていることなどから、服用時の細かい条件についての報告もありました。

「むやみやたらに服用するのではなく、血中コレステロール値やテストステロン濃度を測定し、その結果によって、まずはコレステロール値を下げ男性ホルモンを投与する。それでもEDを克服できない場合にバイアグラの使用を考えるべきだ」

あれだけ世界中を騒がせた薬とはいえ、人類はEDとの長い戦いを繰り広げてきたのだから、バイアグラ如きで、はしゃぐことはないという〝慎重論〟ですね。

私の治療法に対しての議論もありました。カクテルの調合剤に含まれている薬についての質問を受けました。注射法はまだ用いている医者の数は少ないのですが、世界的に知られた治療法です。カクテルの中身、割合は、誰もが関心を抱いていることで、私も自分のカクテルの完成までには試行錯誤を繰り返してきたように、ED治療に当たる医師は同様の悩みを抱えているようです。

私もまだ、このカクテルが完璧だとは思っていません。たしかに、世界的評価を受けています。副作用はありませんが、必要量の薬液を体内に注射するわけで、「もっと少量の薬液で済ます方法は？」「体内に入った薬液のすみやかな排泄法は？」「吸収の問題？」「局所以外に注射はできないか？」と、改良改善すべきことはまだまだあります。それが二十一世紀の私の課題です。

この学会でも確認されたことですが、今や注射法は、「勃つのは当たり前」という認識をもたれています。それゆえに、さらなるカクテルの改善、ＱＯＬの問題が要求されます。

カクテルによる海綿体注射法はＥＤの人にとって、生活の質の向上に一番近い位置にあると思います。

しかし、将来の問題ということで、ＥＤにおける遺伝子治療の可能性を今回の学会で提唱した人がおりました。要するに、遺伝子組み替えによって治そうという段階にまで迫ってきています。また、高脂血症など先天的な要因を含むものも、遺伝子治療に移行していくだろうということです。

それは強いては、ＥＤ治療にも通ずるというわけです。

とはいっても、外科的要因でEDに陥った場合の治療法は、いかに遺伝子組み替えによる治療が発達したとしても、今のところ、注射法しか考えられません。

いずれにしても、ED治療の将来ということで、遺伝子組み換え治療もしっかりと視野に入っているということです。

おかしかったのは、治療、薬の開発では必ずといっていいほど、マウスによる動物実験がなされますが、バイアグラの場合は、心臓病薬の開発の途中、偶然にED治療に有効となったいきさつがあるので、動物実験がなされぬまま商品化されました。そのため、今、マウスによる実験をやって、血流の変化、排泄、副作用等のデータをとっているところです。

ED治療タザキ日記

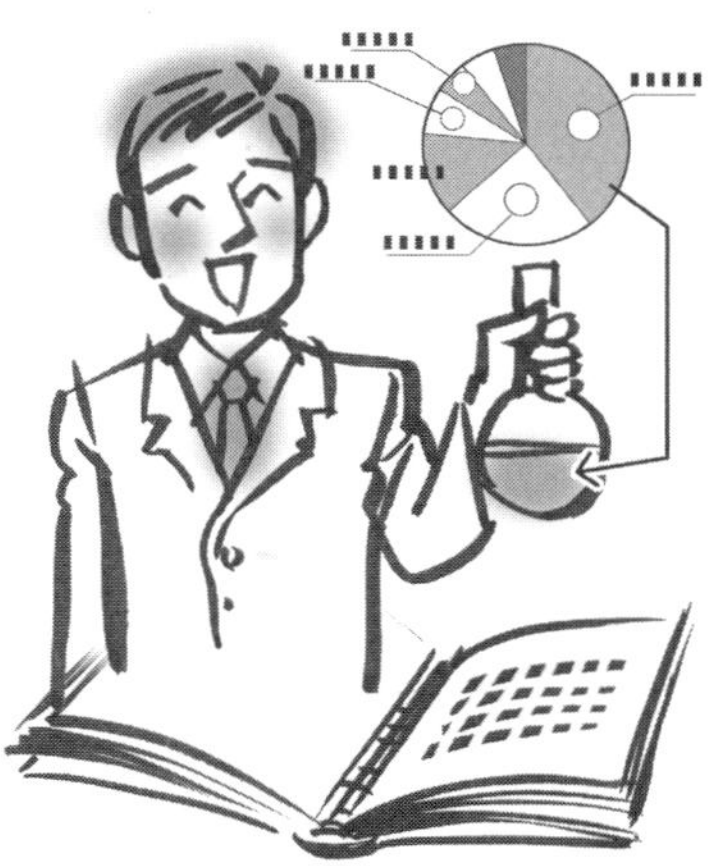

「治して何ぼだね」

六〇歳、静岡でラーメン店を出している、みるからに一徹者。私の前に座るなり、

「最近ラーメン屋が多くなり、やれ塩だ、味噌だ、とんこつだと、いろんなことをいってるが、俺のところは昔からの単純なしょう油味だけを続けている。うまくなければ客は来やしねえ」

自己紹介？　が終わるや、彼の身近の者に何か医療トラブルがあったのか、最近の医療に対する不信感、行政への不満を声を荒らげてまくしたてる。

「先生、医療は治して何ぼだよな、本当に元気になるんかい」

「まあテストしてその結果にしましょう」

あまりの勢いに一瞬たじろいたが、六〇歳、ＥＤ歴五年、自信はありましたが……。

テストの結果を見てびっくり、

「すげえな先生これは。ホンマもんだ」

やっと信頼してもらえたらしい。はじめの医療不信、不機嫌さはどこへやら、

「治して何ぼだね」

笑って帰る。後日、電話があり、

「もう少し強くしてくれんかい」

何時ものパターンでした。

「ハイ、ハイ、では少し胡椒を効かせて……」

根腐れだからダメ！

八七歳、名古屋で海綿体治療を受けたが反応せず「根腐れだからダメですな」といわれはしたが、あきらめきれずに最後だと思い来院。

「先生、私の歳ではもう駄目なのかのう。こちらでは九〇歳でも元気になったと聞いて来たんだけど本当かね」

半ばあきらめ、半信半疑なうつろな眼差しで私の顔を覗き込みました。

「お歳だから多少の動脈硬化はあると思いますが、海綿体に異常がなければ大丈夫ですよ」

「今からテストをしますが反応を見るのが目的ですから弱めでも心配しないで下さい」

「先生、ちょっと待って、そんなに少なくては反応なんかせんよ。オートインジェクターは使わんのか、そんな所に打つんかいね、痛くないかのう」

ＩＣＩＴの経験者だけに、何かとうるさい。

「おお〜、効いて来たみたいだ、驚いた、何でだ！」

「それにしても名古屋では随分多量の薬を打ちましたね、さぞ海綿体もびっくりしたことでしょう。これで約八〇パーセントぐらいですかね」

「驚いたな先生、芯があるよ。でももう少し強目がいいな」

「いったでしょ、これはテスト」

「先生、若返ったよ、俺のはまだ根腐れしてなかったな、ハッハッハ」

「良かった、良かった、何時までもお達者で」

今でも時折「名古屋名物」が届きます。

ある日の診療

「先生、もう八二歳、先生の本もＨＰも見たし放送も聴きましたがもう見込みはないでしょうね、駄目でも良いからテストをしてみて下さい」

一見、お年の割りに身支度もお洒落で若々しさすら感じました。

「うちの患者さんの最高齢は九〇歳で、平均年齢も六八歳ですから先ず心配ないでしょう」

テストをしようとしましたがペニスも大きく張りがあり立派なものでした。

「若い頃は元気がよかったのだがなあ」

「大丈夫、今から五分後にその当時のようになりますよ」

「注射は痛くないですか、血は出ないでしょうね」

「ほら何でもないでしょう、五分経ったらお呼びしますから隣の部屋で軽くマッサージしていてください」

「先生、何だか固くなって来ました」

「未だ三分しか経っていませんよ、もう少しマッサージを続けていて」

「お～たまげた」

五分後見事に復帰した自分に感激し
「もっと早く先生にお会いしていたら、今までに幾らも楽しいことがあったのに残念だったなあ～」

まずは良かった良かった。

後日来院した時の晴れ晴れとした顔、でも何故か頬から顎にかけて数個の絆創膏を貼り付けて来ました。どうかしたのかと聞くとホクロをとったのだといってました。人相の吉凶判断か、彼女にいわれたのか、もともとお洒落な八二歳、益々若返り経営している甲府の葡萄園も好況でワインのお得意様廻りでしばしば東京に出てきているようです。

「都会の若い子と食事をしているだけでも若返りを感じ、楽しいですな」

それだけですか？　羨ましいことですね。

「タザキカクテル」との出会い

五五歳Nさんは一〇年前に直腸癌の手術をしてその際に前立腺も一諸に切除してしまい、それ以来、セックスレスの生活を送っていました。しばらく前からＥＤ治療のためにそれを研究している大学病院に通っていたのですが、「こんな大きな手術をしていては無理だ。人工肛門もつけているし」と最後通牒を渡されたといいます。それでもＮさんは諦めませんでした。なぜ、一〇年も経ってから治療を思い立ったかというと、「癌の手術は通常五年して転移、再発しなければ統計上、治癒」といわれています。それでまず五年間、我慢したそうです。そのうちに、元の元気なペニスに戻る執念も消え失せ、すっかり諦めていたNさん。ガンの手術後一〇年が経ち、転移の心配もない。奥さんもまだ四〇歳そこそこと若いので、また急に男としての本能が甦ってきたようです。真剣にED治療を考えようと思いたったのでした。

Nさんはバイアグラも試したそうですが、二〜三分がせいぜい。「女房のために」と一ヶ月に三〜四回大学病院でEDの治療に取り組みましたが、勃起はするものの時間は短く、可能には至りませんでした。そこでの治療は、問診、テストなど通うたびにやるのはなかなか苦痛でもあったようです。

そんな時、カクテル療法の存在を週刊誌で知って、治療の苦痛から逃れるかのように私のところに飛び込んできました。

「全然痛くないんですねえ」

とNさんは感心していましたが、とにかく気になるのは持続時間。

「もっと強くしてくれませんか?」

とさかんにおっしゃるのですが

「これで大丈夫、欲張らないで」

とカクテルを調整してお渡ししました。Nさんは自己注射もうまくいき、持続時間も一時間弱と十分保てたようです。一〇年間のセックスレスもあっという間に解消し、なにより奥さんにとても喜んでもらえたと報告に見えました。欲張らなくてよかったね。

「人生にはいろいろな出会いがあるものですね」

脊髄損傷でも

三〇年前、交通事故で脊髄損傷、五五歳、車椅子で奥様と来院。

前にもお話しましたが、私はバイアグラやレビトラ等の内服薬を決して否定するつもりはありません。手軽で簡単という意味ではこれ等の薬をファーストチョイスと考えていいと思います。そして駄目なら、海綿体注射法という手があるのです。

結果は同じですが、薬の効く場所が違うので、海綿体注射法は高齢者でも心臓病でも脊髄損傷でも勃起させられるのです。ですから、私のやっている治療は、バイアグラ難民の救済とも考えています。

さて、車椅子で来院した方は、今までさんざんいろいろな治療を施され、これが最後の砦とバイアグラも飲んでみたそうです。ところが、飲んでも頭がガンガンするだけでどうにも駄目。「もうやるだけやったし……」諦めていたところ、スポーツ新聞で私のカクテルを知ったそうです。

「これでEDが治るのか?」その場で痛みもなく、三〇年振りに立派に起立しました。彼は昔の自分を思い出し、つくづく眺めていましたが、

「いやあ本当に凄いですねえ」

と、これまでの治療の苦労を吹き飛ばしてしまいそうな大きな笑い声をたてていました。

「こんなにはしゃぐ主人を初めて見ました」

奥さんも感激。

「もう少し強くならんかね、先生」

「あまり欲張らないで」

何時もの会話です。

四五歳、北国の〇〇寺住職。小脳脊髄変性症で生来不能。理解の上結婚したが、こればか

りはお互い不満の日々。『笑うペニスもしくは闘う海綿体』の本を見て脊髄損傷でも可能になることを知り驚き、一部に不安もあったが妻の同意のうえ受診を決め一緒に来院。歩行不自由。テスト時、奥さんも同席したが大成功の状態に驚き絶句。住職自ら合掌し、

「有難いことです。この薬は墓の中まで持っていきます。今後の来院は無理と思います。薬は寺宛てに届けてください。薬の依頼があれば未だ生きていると思ってください（笑）」

「奥さん良かったですね、きっと後継ぎに恵まれますよ」

顔を見合わせたお二人の眼元が潤んでいました。神も仏もあるものですね。今も益々お元気で薬の依頼があります。

「これって本当？」「早く使ってみたい」

今までさんざんいろいろなことをしたが、全くダメ。そんな時、朝の文化放送でタザキカクテルについて私が話をしているのを聞き、

「またまた私の闘志に火が灯りました。男の意地です」

Yさん六八歳、主治医同伴。

「風のオフレコ、インタビュー」で梶原、水谷、両アナウンサーの絶妙な司会で、問い合わせ質問も次々あり一五分間も延長したことを覚えています。

このことを主治医に話しました。「あなたのは根がだめになっていることがまだ分からないのですか」。女房にいたっては、「いいかげんにして！」と血相を変えて怒鳴られました。女房のためにも、と思ってやってることなんですけれども……。

私のムスコを知り尽くした二人にそう言われると、返す言葉がみつかりませんが、やらないわけにはいきません。懲りない奴といわれようともです。

正直いって半信半疑ではありました。それに注射をあそこに打つわけでしょう。

一時間にわたる問診の後、いよいよ注射です。ものすごい緊張でした。

ところが、「エッ?」っていう感じでした。たしかに注射を打ったはずなのですが、蚊にでも刺された感じで、感覚は全くありませんでした。

「こんなんで本当に勃つんだろうか?」

それから五分も経ったでしょうか。

八年間、下を向いたままだった私のムスコがにょきにょきと頭を持ち上げてくるではないですか。これって本当?　同行した主治医も「オーッ！」と声を上げて、信じられないという驚きの顔で穴があくほど私のモノを見つめていました。今の今まで、主治医がこれほどまでにじっくりと、私のモノを見てくれたことはありませんでした。「根は腐っていなかったのだね」

これまでの八年間がまるで嘘みたいでした。まず何を考えたか？　とにかく驚きです。そして、当然、「早く使ってみたい」でした。

さっそく、その夜、女房を相手に試しました。散々、「根腐れ」呼ばわれされてきましたから、その無礼に一泡ふかせてあげたかったのです。女房も立派になって戻ってきた私のモノを見るや、「ヘェーッ！」と言ったきり、しばし無言でした。その夜、八年間に比べればわずか一時間にも満たないひと時でしたが、それまでの空白をすべてを埋め尽くしてくれた感動がありました。

Yさんは勃起だけでなく、自信も完全に回復しました。

勃起というのは、セックスを楽しむだけのものではありません。勃起は男にだけ与えられた機能であり、男が男として生きていくために、なにものにもかえがたい証なのです。

人工透析でも恐れるに足らず

当クリニックの受診者のKさん六〇歳は、東京銀座で食料品を扱う経済的にも裕福な方ですが、三年前に結婚しました。当時、奥さんは二七歳で初婚だったそうです。なんと言う果報者！　と羨ましいかぎりですが、実は、Kさんはあっちの方は全然いうことを効かなくなっていたのです。糖尿病を患い、定期的に通院。しかも、毎週二回、一日四時間の人工透析を受けていました。この間、つきあった女性も数多くいらしたそうですが、セックスがうまくいかないということで逃げられてしまったというのです。

しかし、新妻さんはそんなKさんの健康状態を承知の上で結婚し、いうまでもなく生活全般、献身的に尽くしていました。あちらのほうも、無理な抵抗と知りながらも懸命に尽くしてくれていたそうです。

そんな健気な若い新妻のために、Kさんは治療をする決心をしました。

糖尿病で人工透析を受けているKさんですから、注射を打つことには何の支障もありません。ただ、注射を打った後は血圧が下がることもあるので、弱っている腎臓に負担をかけかねません。これも、血圧をあらかじめ検査して注意すればいいのです。

海綿体注射法により、Kさんは立派に勃起しました。復活した自分のペニスを見ると、思わず涙ぐんでこう呟きました。

「これでやっと初夜を迎えられます……」

Kさんは、今でも人工透析を受けながら、定期的に通院されています。遅すぎた新婚生活を堪能しているようで、「先生は神様です」と言っていただきました。

EDを治すと神様になれるんですね。ということは、EDという状態は男にとっては悪魔ということでしょうか。

神様呼ばわりされては照れますが、まだまだ悪魔退治のために私も、〝勃ち〟あがらなければいけません。

EDを克服した方は皆、生活全般にまで良い影響が出始めています。特に、日常生活での配慮が必要な糖尿病患者には、目覚しいまでの好結果がでています。長い闘病生活で衰えてしまった気力が、再び元気を取り戻すことにより、自然と甦ってくるようです。健全な性欲を持って、苦しい糖尿病を乗り切る。セックスには健全な肉体をよび戻してくれる効果もあるのです。

前立腺手術の後遺症によるED

一般的に高齢の男性に多いのが、前立腺肥大症によるEDです。高齢の男性のなんと半数以上は、前立腺に肥大結節が確認されています。前立腺肥大症になると勃起力が衰え、また治療に使用する抗アンドロゲン剤は副作用として性機能障害を引き起こします。

前立腺のすぐ側にはペニスに向かう血管や神経が通っているため、前立腺の病気はなにかと性機能障害を引き起こすことになりがちです。

しかし、こうしたケースのEDは比較的治療が簡単で効果も出やすいので、専門の医師に相談するといいと思います。

膀胱や直腸、前立腺の間には陰部神経が通っていてこの部分の除去手術を行なうと、自分の意志での勃起はほぼ不可能になります。つまり、末梢神経障害によるEDです。特に膀胱ガン、直腸ガン、前立腺ガンの場合、陰部神経を残す手術は大変に難しいとされています。中には残せる場合もありますが、ほとんどが損傷を受けると考えていいと思います。もちろん、こうした手術を受ける際は、医師からの説明を受けるでしょうが、誰もがなにより重大なガンの手術の成功をまず考え、性的機能の問題は二次的になりがちです。

末梢神経障害は神経が通わなくなったために性機能を失ってしまうケースで、脊髄損傷同様、海綿体そのものに損傷があったわけではありません。ですから、治療は比較的容易で、海綿体注射法で勃起させるのには何の問題もないのです。

私の幼なじみで歯医者をやっている自称・絶倫男Tさん、六六歳がいます。「こういっちゃあなんだけど、俺は若い頃は絶倫だった」と公言してはばからない奴です。たしかに、その方面では凄かったですね。

しかも、それはいまなおのことらしく、最近若い女性と再婚しました。ところがです、新婚ホヤホヤの、絶倫ぶりをいかんなく家庭内で発揮していたと思いきや、前立腺ガンになってしまいました。

手術後、絶倫男あらため〝不能男〟に転じてしまったのです。

Tという男の話をいろいろ聞いていると、本当にセックスが好き、いやセックスをこよなく愛しているんですね。だから、勃たなくなったということはTにとっての一大事です。あらゆる手段を講じて〝性界復帰〟に向けて努力していました。もちろん、バイアグラにも手を出したようですが、陰部神経をやられているので効きませんでした。

しかし、海綿体注射法で見事に蘇ってくれました。子供のようにはしゃいでいました。すぐに電話を取り上げ、若奥さんに報告していました。

「元気になったぞ！　今、銀座だ、すぐ出て来い！」

「だから言ったでしょう！」「田崎大明神！」

薬の調合に際し、多くの方が強めにと言ってきます。最初は勃っただけで大喜びだったのがエスカレートするわけで、お気持ちはよくわかりますが、そのことばかりに頭がいってしまっていると持続性勃起が待っています。

八〇歳を目の前にしたKさんですが、性に対する執着は大変なものでした。どうも若い彼女がいるようで、高齢を理由に男として遅れをとりたくないのだそうです。「セックスの満足度は年齢には関係ない」といって憚らないKさんは、三時間も持たないと気がすまないと。かといって、こちらは高齢者に三時間も持続するような薬をお望みどおりに調合するわけにはいきません。するとKさんはバイアグラも同時に服用し、さらにホルモン注射も打っているらしく、大変危険です。確かに、Kさんがお望みのそれなりの効果は期待できるかもしれませんが、男性ホルモンまで同時に使うとなると、他の重大な病気を併発するとも限りません。私の再三の注意に対しても、Kさんは頑として聞く耳を持ちませんでした。「エレクトし、持続すればどんなことでもやる」怖いもの知らずにもほどがあります。セックスは男女がいれば成り立つというものでなくお互いの思いやりのもとに成り立っているということを、ご理解してもらわなければ……。強度の持続性勃起になってからでは手遅れになります。

こんな症例もありました。テストでは十分にエレクトして喜んで帰っていったTさん七〇歳。初めて自分で注射したところ、「全く効かない」と電話してきました。再来院してもらい、テストすると五分と経たないうちに見事にエレクトしました。要するに、注射法を誤解し指示どおり行なっていなかったのです。

難しいことは何一つ言っていないのですが、おそらく勃った喜びで私の言う注意に対し、気もそぞろに聞いていたのでしょう。再度、よく説明しましたが、それに対して、Tさんの言うことには、

「先生、わかった。わかったからもう少し強めにしてくれませんか」

「欲張らない方がいいんじゃないですか。注射がうまくできるようになってから、徐々に強くしていけばどうですか」

しかし、Tさんはどうしても引き下がりません。その〃情熱〃に多少強めに調合してあげて帰したところ、案の定でした。

「先生、六時間勃ちっぱなしです」

「だから言ったでしょう！」

結局、元の強さに戻してあげると、

「一時間の持続ですが、これくらいが丁度いいのかな」

そのとおりです。ほとんどの人がこのように、勃った喜びで我を見失いがちなのです。それほど、効果がある治療法なのだと思います。


海綿体注射法をうまく利用すれば、早漏対策にもなります。注射で持続を保つことによって、相手に早漏は悟られませんし、相手に満足を与えることができます。相手が満足してくれれば、それは自分にとって大きな自信となっていくのではないでしょうか。それを積み重ねていけば、いずれ注射なしでも持続できるようになるかもしれません。

神主のUさん六七歳、独身。仕事柄、四五度の角度でお辞儀をすることが腰に災いして、椎間板ヘルニアになってしまいました。医者には、「職業病ですな」と診断されたそうです。

その影響か、あちらの具合も悪くなり、半立ち状態にまでしかならず、一～二分で終わってしまうというのです。

Uさんには中国人の恋人がいました。Uさんに言わせると、大変な美人で、中国人でありながら日本人的なしとやかさで献身的な面も持ち合わせた真の大和撫子なんだそうです。と、まあ大変な惚れ込みようで、もう一時たりとも離れたくない存在となってしまったらしいのですが、その彼女が一時、中国に帰ることになりました。

Uさんは、ひょっとしてもう二度と彼女に会えなくなるのではと、半立ち絶不調のモノながら最後の一戦に挑みました。「これが最後になるのでは……」と考えると、別れの日まで許されるかぎり多く抱きしめたい、という気持ちでいっぱいでした。しかし、このように気ちに余裕がないと気ばかりはやってしまい、快感など得られるはずがありません。ましてや、Uさんは絶不調な状態にあるわけですからなおさらです。

しかしUさんは必死でした。「何とかしなければ……」そして、私のところにやってきたのです。五分とたたず、Uさんは眠りから覚め、素晴らしく元気になり好調を取り戻しました。Uさんの言うことには、さすが神主さんです。

「田崎大明神!」

と拝まれてしまいました。

注射を忍ばせ、中国へ帰国間近の彼女に、今生の別れとばかりに最後の逢瀬を重ねたそうです。

その後に電話がありました。

「先生、彼女は帰国しないことになりました」

「よかったですね。勝手にして下さい」

「受け取って下さい」チップ？

「六八歳だけど……。もう三〇年近くセックスができない状態が続いているのですが、そちらの注射による治療で治すことができるんでしょうか？」

電話で問い合わせがありました。このように、自分が抱えている悩みや不安をあらかじめ電話で訴え、こちらの様子をうかがう患者さんが実に多いのですが、それもこの病気の特徴ですね。

「当院の患者さんの平均年齢は六八歳ですよ。三〇年間ＥＤ？　問題ありませんよ。何十年だろうと、まあ一度いらしてみたらいかがですか？」

もうお子さん三人も立派に成長し、奥さんも元気で、亭主の〝元気のなさ〟に対してはすでに了解済み。「どうせ勃たないんだから」と。

決してご主人を馬鹿にしているわけではないんでしょうが、そういう目で見られていることがこの方からしたら悔しいようで、一念発起し来院したのでした。

原因は何か？

「その昔はずいぶんと遊んできたし、その罰が当たったのかなあ」

そんな彼の言葉の意味がよくわかりました。なかなか立派なモノには、真珠球三個が埋め込まれていました。

「これが三〇年間も使えないできたというのは宝の持ち腐れだね」

「いやあ先生、そのとおりですよ。だから、私も何とかしようとありとあらゆることをしてきたのですが、どうにもなんのですよ。この〝宝〟はもう本当にダメなんでしょうかねえ」

弱目のテストで〝宝〟はみるみる持ち上がってきました。彼は呆然とし、しばらく言葉も出ませんでした。ややしばらくして急に大きな声をたてて笑い出したのです。

「これで今日から女房に敵討ちができるぞ！」

手放しの喜びようでした。

「まあ若い頃を思い出して、あまり頑張らないで下さいよ。ほどほどにね」

帰り際に、彼は当院の受付の女性に、

「ありがとうございました。すべてはあなたの電話の応答のおかげです。やさしく包み込むような声に励まされてここに足を運んだのですから。受け取ってください」

チップのつもりか一万円を差し出されました。もちろん、彼女は辞退していましたが、それほどの気持ちになるくらい、嬉しいものなんですね。

「そんな馬鹿な……」

三八歳、商社マンのMさん。

現役バリバリで、世界中を飛び回る企業戦士です。学生時代にはアメリカンフットボールで身体を鍛え、スーツの上からでも十分にマッチョな肉体がうかがえ、同性でも憧れるほどだったそうです。

ところが、このMさんが〝ダメ〟なんだそうです。いつから?

それが気がついたら、いつの間にかそうなっていたというんです。よく話を聞いてみると、その忙しさたるや半端じゃありません。朝は家族とゆっくり食事をとる間もなく早々と出社し、昼食は打ち合わせを兼ね、帰宅は終電に間に合えば早いほうで、午前様は当たり前。一応、土日は休みの体をなしてはいるものの、これまた接待ゴルフ等で、家族との時間はおろか自分の時間すらない状態で一週間が過ぎていく。せいぜいタバコを吸うくらいが、誰にも気兼ねない自分の時間だというのです。

Mさんはこんな生活をもうかれこれ一〇年以上も続けてきました。セックス？　そんなことを考えている暇もなければ、家に帰るともう疲れ果てていて、本来の本能である性欲をどこかに置き忘れてきてしまったようです。しかし、もうそれも当たり前となり、何の不自由も感じなくなってしまいました。奥さんのほうも慣れたのかすっかり諦めており、ご主人の仕事の理解につとめていたのです。

そんなMさんに久しぶりに五日間のまとまった休暇がめぐってきました。本当に久しぶりで温泉旅行に出かけ、一時でも仕事を忘れる機会をつくることができました。とはいっても、習慣とは恐ろしいもので、私たちにとってはわずか五日間の束の間の休日にしか過ぎないのですが、Mさんにとってみては持て余すほどの時間なのです。夜、夫婦二人きりになっても、会話も途切れ途切れで、なんとか、夫婦共々眠っていた本能を呼び覚まそうとはしていたようですが……。Mさん自身、性的興奮を覚えないというのです。これはもう完全な心因性のEDです。この旅行中に、Mさんは自らのそんな異常に気がついたようで、その後、忙しいながらも本来あるべき健全な夫婦関係の改善をはかりました。そして、バイアグラを手にしたのです。

ところが、器質的には問題ないはずなのに、バイアグラを飲んでも反応しません。「そんな馬鹿な……」焦ったところで始まりません。

Mさんは、身体はどこも悪くないのだから、飲めばなんとかなると思っていたようですが、これが大きな間違いだったのです。バイアグラは自ら性的興奮をおぼえてこそ効果を発揮する薬なのです。

しかし、その感覚を取り戻すのにそう時間はかかりませんでした。徐々に体の隅に押しやられていた感覚が戻ってきたのです。奥さんをしげしげと眺めることでも綺麗だ〃と。こうなれば異性に対する感覚は正常なわけで、器質的に異常がないMさんはバイアグラでも十分に可能になりました。かつて、ドール氏の言っていたことに嘘はなかったと思ったそうです。

今日も東奔西走なり

私の役割はペニスに活力を与えるだけではありません。いつまでも活力のあるペニスでいられるように、アフターケアも要求されています。たとえば持続性勃起に陥った時のケア、年齢や体の変化に応じて必要とされたときの薬の微妙な調整などです。

そのため、治療、ケアのために随分と全国を飛び回る羽目にもなっています。クリニックは私一人でやっていますので、患者さんに緊急事態が生じた場合、私自身が否が応にも出動しなければならないのです。

さて帰ろうか、という時でした。

「勃ちっぱなしでダウンしません。やや痛みもあります」

その日の午前中に静岡から見えた方からの電話でした。少しでも早くと思い、お互いの中間点である熱海で待ち合わせて対処することにしました。問題なし。

北海道へ飛んだこともあります。新千歳空港で落ち合い、治療後とんぼ返り。

晩酌でいい気分になりかけた頃、携帯電話がなり、深夜、タクシーを飛ばして千葉の外れまで行ったこともあります。

ただ、これだけは無理でした。

「これから仕事でパリに行くのだが、依然として大きくなったままだ。今現在は九〇度の角度でエレクトしているのだが、何とかならないか」

飛行機はまもなく出発するといいます。はっきりいって、これはどうすることもできません。幸い、痛みはないというので、

「帰国したら（三日後）連絡下さい」

後で、報告を受けたところ、機内でダウンし、問題はなかったといいます。どうも、原因は注射ではなく、本当に〝元気だった〟だけのようでした。

本来ならば、無理のない勃起を想定してそれぞれの患者さんに応じた薬を調合していますので、私が飛び回る必要性はないはずなのですが、ほとんどの場合、強目の薬を調合して欲しいがために虚偽の申告をして持続性勃起を引き起こしているからなのです。また、初診時に必ず注意していますが、なかには二本続けて打つ人もいて困ります。

男はいつまでたっても子供で、いい意味では純粋なのかもしれませんが、大人になっても、いまだに残されているわがままで甘えん坊な一面の面倒を診るのも、どうやら私の役目のよ

うです。

「今までのは一体何だったんだ」

関西方面からわざわざ上京されて来院したIさん六五歳。

Iさんは住んでいる町で海綿体注射を三回受けたといいます。「痛いだけで全く効果がありませんでした。先生は一〇〇パーセント勃たせることができるといいますが、本当ですか？患者さんの中には九〇歳近い方もいらっしゃるといいますが、これまで注射を経験してなんの効果も得られなかった者としては、にわかに信じがたいのですが……」

Iさんの注射の体験によると、プロスタグランディンのみを、私のところの平均量の数十倍以上も打っていたといいます。

「注射針も太くて長く、『自分で深さを調節して打つように』言われました。針の痛みには耐えられることはできましたが、液を注入すると痛いのなんの。酷い目にあいました。でも、その先生の言うことには、『そのうち痛みにも慣れるよ』その言葉を信じて三回注射しましたが、効果はほとんどなかった。確かに、硬くはなるにはなるんだが、歩き出すとすぐに萎えてしまい、役に立たないですもの。ペニスは腫れあがり、紫色のアザができてしまい、いやあもう懲り懲りですよ」

海綿体注射法の〝被害〟にあい、以後、どんな評判の声を耳にしても半信半疑でいたIさん。これほどの辛い思いをしたわけで、当然といえば当然かもしれません。

それでも、Iさんは勃起することをどうしても諦めることができず、注射に対する先入観をぬぐい去ることはできないものの、私の本を読み来院してきたのです。

先入観を抱いている人の心を開くのは容易なことではありませんでしたが、一方では勃起したい気持ちは間違いなくあるわけで、じっくりと話し合いながら治療を進めていきました。

弱目の注射を打ってから五分後、衝立の向こう側で反応が起きるのを待っていました。

Iさんが叫びました。

「これは凄い、凄い！　嘘だろう、こんなことってあるのか！」

Iさんの執念が実りました。

「これが海綿体注射法なのか！　痛みも全くない。いやあ、驚いた」

そして最後に、

「今までのは一体何だったんだ！」

恨むでも愚痴でもなく、思いを遂げたことで笑っていました。

「辛い思いをしましたが、よかったですね」

忘れた頃に反応するタイプ

私は患者さん一人一人の体質、状況に応じて、一本一本手作業で薬を調合しています。薬剤の調合にはマニュアルらしきものは一切ありません。

患者さんと接触してきた実績を元にそれぞれの薬剤の持つ働きをうまく引き出し、その人その人に作用するよう、一滴にも満たない百分の一ccという超微量の薬剤を調合しているのです。

しかし、ペニスは本当に百人百様で奥が深い器官です。もうこの治療は極めたと過信することは禁物です。どんなに注意をして診察しても、しすぎるということはありません。

この人の場合、つくづくそう感じさせられました。

まだ四〇歳前半と私のクリニックの平均からすれば若い方なんですが、中折れ状態で満足のいくセックスライフが送れないというのです。仕事が忙しく、ストレスのたまりやすいこの世代には多い症状で、ちょっとしたきっかけにより、注射なしでも完全にＥＤが治ってしまう場合もあるのです。そういう意味では重度のＥＤではありません。

注射もきっかけの一つの選択肢です。

ところが、弱目の薬では効果が見られませんでした。注射後五分もすれば、反応があるはずなのですが……。ちょっと強目のを打ってもやや大きくなるだけで、「………？」

こんなことは今までに経験したことがありませんでした。

「まだ四〇そこその若さだし、本来なら自然勃起も可能なんだから、もう少し時間をかけてみましょう」

それから一〇分が過ぎた頃でした。

「先生、なんだかムズムズしてきました」

そう言ったが早いか、彼のペニスは天井に向けて直立！

「これは強すぎてしまった。二時間くらい外を歩いてきて下さい。自然な形でダウンさせましょう」

大器晩成というのでしょうか、忘れた頃に反応するタイプもあるのです。

二人で来院、一人は中止？

海綿体の状態によっては効果が遅れて出たり、反応が鈍いこともあります。その場合、現在の健康状態や、既往症によっては無理して注射療を行なわないこともあります。

この日も、関西から七三歳の方が予約のうえ来院しました。ところが、お友達を一人連れて二人でお見えになりました。

受付で、「わざわざ、二人できたのだから、なんとか診察してくれないか」

一人、約一時間かかるからと説明はしてあったのですが、「二人、一緒でかまわないから何とか……」以前にも友人と二人で見えた方もありましたが、二人で注射法の説明を聞いてもらったほうが、あとでお互いに話し合って説明の聞き落しや注射のミスがなく、高齢の方にはかえっていいことがあります。

「それではテストは別としても、海綿体注射法の説明はお二人で一緒にしましょう」

お連れの方は六九歳、糖尿病でインスリンの注射をし、おまけに透析治療中とのことでした。

一通りの説明を済ませ、予約してきた七三歳Yさんからテスト注射をしましたが、完全に復帰しました。

顔面笑みのYさんに続いて、六九歳KさんのテストをYさんと同量でしてみましたが、反応がほとんどありません。

「はてな？　薬は海綿体に間違いなく入っているし……。もう一度、反対側の海綿体にテストしてみましょう」

二回目、前の三倍に増量してみました。かなり膨張はするが固さが弱く、

「今回は、残念ですが中止にしましょう」

海綿体の異常か？　動脈硬化が進んでいるのか？　反応があるのだから、もっと薬を強くすれば、何とかなると思いましたが、透析中でインスリンも使っているし、低血圧もあり、それらを考慮して中止の判断をしました。

依然として大きく固くなって、

「これで、まだまだ頑張れるなあ」

と喜ぶYさんに、

「お前はいいのう、元気になって」

「先生、よく考えてまた来るかもしれないから、その時はよろしく」

「いつでも、どうぞ」

わざわざ遠くから期待して来院したのに、申し訳ない気持ちでした。いや「必ず治す」絶対の自信を砕かれたのは私の方でした。大喜びのYさんと、対照的にがっくり肩を落としたKさんの後姿が忘れられません。

数日後、元気になったYさんから電話があり、

「先生ありがとう。おかげで大満足だが、この次はもう少し強目にお願いします」

Kさんの寂しげな顔がまた浮かんできました。

海綿体注射治療の可能性

『タザキカクテル』のこれまでの治療結果は、反応に関しては、一〇〇パーセントと言い切ってよろしいです。ただ、海綿体にシリコン、リングなど人工的に細工をしてあったり、長径術を行なったりしている方だと、難しいこともあります。

前立腺手術と右睾丸手術で一〇年間、全くダメだった人。膀胱ガンで手術した人。包茎手

術後、排尿異常が原因で勃ち具合も悪くなった人。交通事故で脊髄損傷を負った人。人工透析をしてる人。高脂血症、糖尿、心臓病などが誘因となった人。動脈硬化を伴う高齢者。

また、原因ははっきりしないが、バイアグラはもちろん、座薬、男性ホルモンの貼付を含めた投与、バキュウム吸引、ミューズ、果てはスッポンから漢方薬、精力剤まで知るかぎりのあらゆる方法を試みたが、無駄に終わった人。

体の機能は全く正常なのに、男性機能だけがダメな人。四〇歳そこそこなのに、ストレスで不能になった、いわゆる心因性が原因の人。子供の頃、父親の家庭内暴力が原因でダメになってしまった人。アルコール依存症が原因となった人。

EDで当院に診察に見えた方々の原因はいろいろです。

最高年齢の方は初診時、九〇歳でした。信じられないでしょうが、ご夫婦でいらした方で、ご主人が八一歳、奥様が八二歳、合わせて一六三歳のカップルもいらしてます。

問題なくOさん八一歳は元気に復活しました。八二歳の奥様も旦那さんと一緒に大笑いしていました。私も、思わず笑い出してしまいました。

楽しそうに笑顔で帰るお二人は、来院したわずか一時間前より、二〇歳はお若く見えましたよ。本当に。

ＥＤは不治の病？

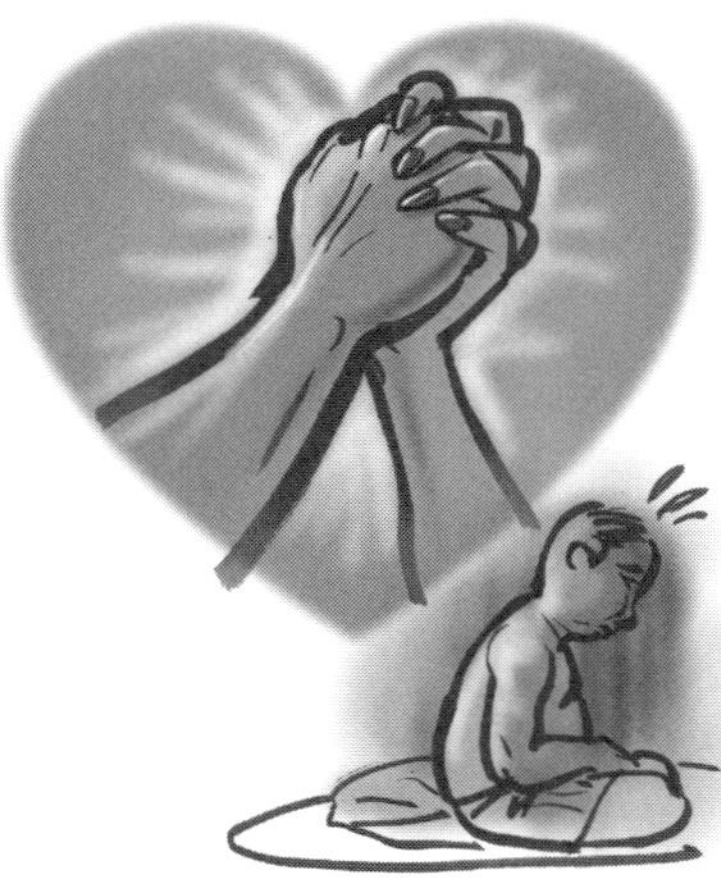

EDからの生還者

不治の病といえば、真っ先に皆さんの頭に浮かぶのは末期ガンやエイズではないかと思います。それは生命を脅かす病気だからです。

その点、EDにかかったところで、生命の危機にまではいたりません。ガンやエイズは死と対面しているので、医者にとっても患者にとっても真っ先に解決すべき課題として取り組まれてきました。完全な治療法はいまだ見つかっていませんが、「不治」という壁を乗り越えるべく、医療の現場の努力は日夜行なわれており、やがてすべてのガンを撲滅してしまうような治療が発見されることが期待されます。

私も医者の一人としてそれを信じています。

それがEDの場合はどうか？　いつまでたっても、「不治」と決め付け片づけられていたのでは、この病気における医者の存在意義はありません。たとえ治療が困難であったとしても、それに立ち向かうのが医者です。

病気と名のつくものは、原則として治るものです。EDも病気であるわけですから、治るはずです。その治るはずだった病気が、治されずにずっとつい最近まで不治の病として通ってきていたのです。

なぜか？　私も含め医者としての反省を込めて申し上げさせていただくと、医療現場の怠慢以外のなにものでもありません。

四三歳の新婚三カ月の公務員のＡさん。

長い間、お父さんが寝たきりの病気を患い、その看病に追われるあまり女性との付き合いも、結婚の縁にも恵まれずに四〇歳の声を聞いた人でした。

お父さんが亡くなり、かなりの遺産が転がり込みそれを目当てではないでしょうが、家庭を持つ幸せに恵まれたのです。看病から完全に解放され、自分の人生だけに没頭し幸せであるはずだったのですが……。いつの間にか、ＥＤに陥っていたのです。一〇年も使わずにいたためか、原因は掴めず、ＡさんはＥＤ治療をうたう病院という病院を隈なくあたりました。ＥＤの本もほとんど買いあさり、一方では読書三昧。涙ぐましい奮闘といっていいでしょう。それはそうでしょう、やっとつかみかけた〝男の幸せ〟が何もしないうちにすり抜けていくかもしれないんですから。

ひと回り年下の奥さんとしても、Ａさんの身体の具合は計算違いだったはずです。Ａさんは何とかしようと必死にもがき、そして落ち込む。その繰り返しが三カ月も続いたんです。

つまり、Ａさんの新婚生活はただそれだけに狂奔した時間でした。

「これだけたくさんの先生に診てもらったが、なんら改善の余地がない。本を読んでも元気になるきっかけすらつかめない。所詮、ＥＤは不治の病だから……」

そう自分に言い聞かせ、ほとんど諦めかけていました。医者の中にも、「セックスだけが夫婦生活ではない」慰めともつかぬ言葉で結論づけるものもいたそうです。

しかし、私に言わせると、「セックスはいくつになっても、夫婦のコミュニケーションをはかる最も重要な行為で、簡単に諦めてもらっては困る」のです。

Ａさんの一連の行動を検証していくと、「ＥＤは不治の病」と結論づけていいのかもしれません。Ａさんは最後の最後に本屋に並んでいた私の本を見つけ、ほとんど諦め顔で訪ねてきたんです。

結論として、Ａさんは得意満面の笑顔に変わっていました。

「先生、ＥＤは不治の病ではないんですね」

モーレツ社員のツケ

戦後日本は奇跡ともいわれる復興をとげ、素晴らしい経済発展を遂げましたが、その代償も大きかった。「社会や会社のため」と家庭を顧みず遅くまで働く〝モーレツ社員〟が生まれたのです。そして誰もがその精神を美徳と考えてきました。

その一方、日本経済を支える彼らの家庭は、奥さんは子育てに専念し、旦那は単身赴任同然の生活。セックスレスになるのも当然でした。このことは世界各国からみると、異常なスタイルといわざるをえません。

特に、アメリカの社会は男と女、夫婦がすべての基本です。

日本は現在バブルが弾け、かつてのモーレツ社員の時代は過ぎ、リストラの風が吹き荒れています。戸惑いは隠せません。むしろ、あの戦争を生き延びた六〇歳以上の男性の方が元気なのです。この際、夫婦間のセックスをも一度見直してみてください。

子供が出来た！

「エッ、それはおめでとうございます！　院長先生に代わります」

受付の女性は張り裂けんばかりの歓喜に満ちた声で私を呼びました。

電話を取ると、受話器の向こうには聞き慣れた患者さんの声がありました。ＥＤが原因で五年もの間、子供に恵まれなかった大手広告代理店に勤務する三〇代のＡさんでした。

「先生！　子供ができたんです。私たちの子供がウッ、ウッー……」

と彼は男泣きするばかりでした。

この時ばかりはＥＤ治療をやっていてよかった、と痛感しました。私はその日を機に残りの人生をＥＤ治療に捧げよう、そしてＥＤ治療に市民権を確立させるのだと心に誓ったのです。

亡くなった妻を悦ばせてあげられたのに

六二歳、大阪大東市から来院。ハゲ上がった額、浅黒く日焼けした顔、ガッチリした肩幅、一見スポーツマン風でどこか気品のある紳士。十数年もの間、奥さんが心臓病で入退院を繰り返していたが、看護の甲斐もなく、四年前に四九歳で亡くなりました。当時は未だ五〇歳後半だったし日常特に不安を感じることもなかったが、六〇歳をすぎる頃から何となく健康が気になりだしてきたそうです。

そんな折、近隣のマンション建設反対集会があり、ひょんなことから、四七歳の独身女性と出会い、お付き合いするようになったが、四年間のやもめ生活のためかエレクトせず、お互いにオーラル・セックスのみ。内服薬の効果もなく、勇気を出して彼女に海綿体治療の話を持ちかけたが、「いまさら……ねえ」と笑われてしまった。でも「可能になるのなら」の一念で彼女と来院。

「おおっ！　すごいな先生！」

同伴の彼女もびっくりし、笑いながら診察室から出ていきました。

私と二人になったスポーツマン風紳士は、

「先生の笑うペニスの本をもっと早くみていたら、家内を悦ばせてあげられたのに……」

と私の耳もとでつぶやき、日焼けした首をうなだれていました。

今、若いパートナーと付き合っていることへの申し訳だとしても感心、感心ですね。

「勃たずに死ねるか」

数ある私の患者さんの中でも、〝EDと大格闘〟を演じて勝利したサクセスストーリーの持ち主、Yさん五八歳の話を聞いてください。

「八年前、まさか自分が勃たなくなるなんて考えたこともありませんでした。だいたい、五〇歳になったばかりなのに、どうしてだって感じでした」

Ｙさんは、ＥＤ患者に多い糖尿病を患っていました。しかも、高血圧でもありました。でも、まだ五〇歳です。経済人として、裸一貫から成功をおさめ、「これからが人生の本番」という時にＥＤになるとは……。ペニスの使い時を逸したその悔しさは、「まったくもう」って感じだったそうです。

「糖尿病だから」「年だから」といちいち言い訳をつけては自らを慰めていたようです。

「とにかく、考えられるあらゆる方法で回復のために頑張って来ました。特に食べ物には気を使いました。スッポン、うなぎなど精がつくと言われているものは積極的に摂りましたよ。酒のつまみには銀杏なんかもよく食べましたね。強精リング、吸引器も試しました。そんなこんなが七年も続いてきたんです。普通の人ならば、とっくにあきらめているんでしょうけれども、私には意地があった。それから、バイアグラです。この存在を知った時、『長い間、頑張ってきた甲斐があった！』と異常に興奮したのを今でも忘れられません」

「アメリカの高齢の政治家ドール氏が、この薬が効いたと告白したという話が紹介された時は、本当に嬉しかった。すぐに、アメリカに住む友人に頼んで手に入れたんです。目の当たりに見る青い錠剤に体が震えました。興奮と期待で体は硬直しましたが、肝心のモノのほうは一向に……。あまりにも期待が大きかったからでしょうか、そのときの落胆といったらことばに表せません。結局、体は熱くなっているのは感じましたが、ただ眠くなるだけでした」

Yさんは、最終兵器と期待したバイアグラにもそっぽを向かれ、そろそろ白旗を上げようと思ったそうです。そんなとき、カクテル療法の噂を聞きつけたのです。

「そうだ、これしかない！　勃たずに死ねるか」

奥さん同士の立ち話

その御夫婦がクリニックにみえられたのは、パリの学会から戻って診療を再開した月曜日の午後でした。お二人で診療室に入られると、ご主人が私に歩み寄り、やや俯きかげんでボソボソと重い口を開きました。

「実は、五年間セックス無しなんです……」

「セックスできないということですか?」

と私がたずねると

「はあ……、それが………」

と躊躇するようにして奥さんの方を振り向くと
「主人は、いざという時に元気にならないのです。そればかりか、たまに元気になったかなあと肌をあわせると、一、二分でダメになってしまうのです」

奥さんが堰を切ったように早口でまくしたてました。

私はとりあえず、ご主人から持病の有無や生活環境を伺い、簡単な健康チェックを行なった後、カクテルの調合に入りました。

奥さんは三〇代前半、ご主人が四〇歳そこそこという年齢です。

「ご主人の場合、年齢的にまだ若いですし、特別持病もないようですので弱目の薬でテストしましょう」

「ほう、ご立派なものですねえ。こんな宝刀をお使いにならないなんて、これが本当の放蕩息子ですよ」

などと冗談を交え、リラックスしてもらいテスト後四分
「おおっと、来た、来た、ムズムズーと」

彼は自分のモノを右手に握り締めるようにしながら、驚きを隠しきれない様子で声を発しました。

ご主人の様子が気になったのか、奥さんが足早に彼に近づき、握り締めた掌からニョキッと顔を出した元気印を覗き込むようにして

「パパ、元気になったじゃない。よかった、本当によかった!」

と声を弾ませました。

そして彼女は、こういうのでした。

「先生、恥ずかしい話ですが、私にとってこの五年間というものは家庭内で満たされなかったばかりか、外でも何となく気後れのする五年間でした。幸い、二人の子供には恵まれましたが、気の合った奥さん同士の立ち話などで、『うちの主人はあれが好きで、毎晩なのよ。お宅のご主人はどうかしら?』などと、あちらの話を持ちかけられる度に、胸がドキっとして、『ええ、まあ』 などと、はぐらかしてきました。まさか他人に、五年間もしてません……、とは言えませんでしょう」

目頭を熱くして語り、我にかえった彼女は

「女性にとっても、夫婦生活は大切なんですねえ……」

と言って話し終えた彼女の顔は、つい今しがた診察室に入ってきた時のものとは別人のように輝いていました。

私は、勇気ある体験談に敬意をはらい、先日私が参加したパリの国際ＥＤ会議の話をさせていただくことにしました。

「ＥＤを男性だけの問題としてとらえることなく、むしろ女性の立場からも積極的に参加していただいて……」

ふと私がそこに目をやると、どちらが差し伸べたのか、ご主人の膝の上で二人の手がしっかりと結ばれていました。今日からは、奥さん同士の立ち話に気後れすることはないでしょう。

「今回限りにして下さいね」

女性でなく先生の顔を見てこんなに元気になるのだから、もっと早く来ればよかった。テストで少し強すぎの一〇〇パーセント効果に感激して、岩手から来院の六九歳、一五年前を想い出し、しみじみと語っていましたが、突然、大声を上げて笑いだしました。

「笑うペニスだ！」

と。

インターネットのＨＰで、海綿体注射治療法を知り、Ｅメールで問い合わせたところ、直ぐに大変丁寧な返信があり、「笑うペニス……」の本を買い一晩で読みきり「これだ！」と思い、奥さんにも見せて「タザキカクテルを試してみたいが……」と相談したら、「今までに、飲んだり、塗ったり、貼ったり、吸引だ、リングだと、どれほどお金をつぎ込んだことか。そんなに無理してしなくても」「最後の手段だから……」「また大金を使い騙されるようなものですよ。私は、もうたくさんだから今回限りにして下さいね、お願いですよ」といわれ来院。

「女房にもさんざんいわれ、実は、自分でも半信半疑で来たが、女房の手前もよかった」

翌日、Eメールが入り

「一五年前に戻った感じ」

女房も

「全く信じられない、不思議なものね」と笑ってしまった、とのことでした。

「良かったですね。信ずるものは救われる？」

「うちのお父さんが……」

体が大きく、がっちりとした体格で、貫禄のある方でした。会社役員Mさん五九歳。

五年前に直腸ガンの手術をうけていました。それ以前から何か状態がおかしいと感じていたようですが、まさか自分がガンになるなんて思ってもいませんでした。それまでは普通にセックスも可能でした。ところが手術をうけると、うんともすんともいわなくなってしまったのです。

直腸ガンの手術は骨盤内の臓器に及ぶ手術ですから、多くの場合、陰部神経も損傷してしまうのです。その段階で中枢神経からくる命令を伝達できなくなってしまいます。

こうなると、性的刺激と興奮が前提であるバイアグラも効きません。こういう人は、手術でプロテーシスを挿入するしかありませんでした。

Mさんが初めてクリニックに見えた時、弱目の薬で試してみましたが、見事に勃起しました。陰部神経がやられていても、タザキカクテルはペニス海綿体に直接注射するわけですから、陰部神経とは関係がないのです。

Mさんに合ったカクテルを調合し、家で自分で注射するように指導しました。Mさんは、何度も自分で打ってみようと挑戦したようですが、初めての経験でなかなかうまくいかなかったようです。

そこで奥さんが御主人のペニスをいたわるようにして打ってみたそうです。それまでこの治療法に対して半信半疑でいた奥さんでしたが、注射を打つと目の前にいきり立つ夫のモノを突きつけられたのです。見事に起立したペニスを見せられて、御主人以上に奥さんがビックリです。

「凄い、ほんとにこんな薬ってあるの！」

としみじみと眺めていたといいます。この時は一五分しかもたなかったそうですが

「それでも久しぶりの感激でしたよ」

とMさん。

その後、カクテルをさらにBさんに合うように調整した結果、いつでも一時間は大丈夫という状態になりました。Mさん夫婦の間では、注射を打つ係りはいつも奥さんだそうです。

「何だか女房にやってもらうほうがうまくいくから」とMさん。人に打ってもらうほうがうまくいくという方も多いようです。

先日は奥さんも見えたので、注射のコツなどの話をうかがったのですが、その後、ポツリとこうおっしゃっていました。

「治療してからお父さんが変わりました。夫婦関係も以前より結びつきが強くなった気がして……。こんなことってあるんですね」

Mさんは治療を始めて二ヵ月後、直腸ガンの手術以前の状態よりも、いやそれ以上にハツラツと若返り、仕事にも積極的に取り組み、欠席しがちだった会議にも出るようになったといいます。

「奥さんの理解と、協力のお陰ですよ。お父さん頑張って」

「勃ってこそ男だ」

開院当初、私のクリニックに見えた最高齢は八三歳のOさんです。

戦後、奥さんと共に裸一貫から事業を起こし、現在は従業員を五〇人も雇い、年商一〇億円にまで大きくした運送業者です。経営の方は現在はもう息子さんに任せ、御隠居さんの身になったのですが、今でも車の運転もすれば思い立てば海外旅行にも出かけてしまう元気なおじいちゃんです。ただ、あちらの運転となるとエンスト状態のようで……。それだけの元気な方ですから、若いころは相当に女性にモテたのでは？

「お金もある。若いときのようにもうひと花咲かせたいから、勃たせて欲しい」というのかと思いきや……。意外にも、Oさんは仕事一筋で奥さん以外まったく知らないというのです。

「家族を養うために一生懸命働いてきた。気がついたら、もう八〇歳を過ぎていた」

Oさんの願いは、もちろん勃起力を甦らせるためなんですが、セックスが最終目標ではないというのです。勃った自分のものをまた見てみたいというのがたっての希望でした。「勃ってこそ男だ」というんです。「勃つことは自信だ」とも。

実際、Oさんの長期冬眠中のモノは見事に勃ち上がりました。

いやあ、実に立派なものでしたよ。Oさんは、しばらく会っていなかった恋人との再会でも懐かしむかのようにしみじみと眺めながら、ニコッと笑いました。その場にいた私まで、おもわず、もらい笑いしてしまいました。何とも幸せな気持ちにさせられました。本来ならば、医者である私が幸せを運んであげるところを、私が幸せをいただくかっこうとなってしまいました。

以来、Oさんは当初の目的どおり、セックスのためでなく、〝男の自信〟を確認するためにいらっしゃっています。

Oさんと知り合い、健全なるペニスは必ずしもセックスのためにあらず、「心を映す鏡」であると教えてもらった気がします。

「いくつになっても男は男、高齢を理由にあきらめて老け込むのは、とても馬鹿馬鹿しいことである」

〝Oさんの元気〟がそう語っているように思います。

一〇年ぶりの大笑い

私はこれまでにさまざまな患者さんの泣き笑いに接してきました。

このTさんも、まさにそれを感じさせられた方でした。

奥さんは一〇年前に亡くなり、本人も肺ガンを患い、肝臓にまで転移してしまっていました。生きていることの楽しみというのは……。正直いって、明るい話題を探すのはむずかしい。年齢も八〇を間近かに控え、長い付き合いとなるとEDを今さらどうこうしようする気などさらさらなかったそうです。

「まあ、ここまで生きてこられたのを良しとしよう」

そんな折、彼は私の書いた本を手にし、海綿体注射法を知りました。

「どうやら、こんな私でも勃つことが出来るらしいが、もし本当にここに書かれているとおり勃起が可能になれば少しは明るくなれるかな。楽しみもいろいろ出てくるかもしれないな」

半信半疑であったが、余生をかけてTさんが私のところにやってきました。

「生き甲斐もないし、お迎えもそろそろだと思います。ひょっとして、最後の楽しい思い出になるかもしれないと、冥土の土産にでもと寄らせてもらいました」

そもそも、ここへやってくる人で明るく、希望に胸膨らましている人なんていません。ただ、治療を終えてクリニックを後にして行く時は、今度は逆にほとんど例外なくニヤニヤしていますけどね。

Tさんももちろん、ニヤニヤ組でした。

「驚きました！　これは凄い！」

「つい先程までのTさんより、一〇年は若く見えますよ」

「先生、からかわないで下さいよ」

そう言いながら大声で笑うTさん。

「そういえば、この一〇年、一度も笑っていなかった気がしますね。いやあ愉快だ」

一〇年ぶりに笑顔を取り戻したTさんは、別れ際に
「まだまだ逝くには早すぎますね。その前にイク相手を探さねばなりませんな。アッハッハッハッ……」

本来のＥＤだけでなく、笑いを忘れるというのも一種のＥＤかもしれません。「ＥＤと笑い」この二つは切り離せないものですね。

「Tさん、いつまでも、その明るさで人生を楽しんでください」

彼女も孫も喜んだ

一年前に大腸ポリープの手術をした方が、北海道からお二人でやってきました。七一歳と五〇歳のカップルでした。最近、どうもしっくりいかないということで、バイアグラを使い始めたそうです。しかし、いざとなると中折れ状態に陥り、満足がいかない。特に、彼女の不満が強く、男性よりも積極的に〝回復法〟を求め歩いたのだそうです。その結果、辿り着いたのが私のクリニックだったというわけです。この手のEDはお任せ下さい。

注射の成り行きをジーッと見つめていた彼女。その視線に後押しされたのではないでしょうが、はっきりとした反応を見せました。ご立派なものでさらにピーンと背筋を伸ばせばかなりの迫力があるでしょう。彼女は終始ニヤニヤしながら上機嫌でした。

「パパ、思い切って来てよかったわね」

EDからの生還を喜ぶのは、本人はもちろんのことですが、奥さんや彼女ばかりでもありません。

EDになって以来、海綿体注射でまったく問題なく、お二人は現在も元気にしておられます。そして孫も喜んだ。「おじいちゃん、若くなったね」って孫に言われた時は、一瞬ドキッとしましたが、嬉しいものです。

「まさか注射のことを知っているわけじゃあないだろうな」

「さあ、どうでしょうか。でも、いいお孫さんをもって、幸せですね」

ＥＤを治療し勃起が可能になると、いろいろな喜びの表現の仕方があるようですが、人生を変えてしまうこともあるようです。

奥さんは三〇歳後半ですが、本人はその二倍のお歳でした。

「女房が若いので『頑張らなければ』と思うのですが……」

「あなたは無理しなくてもいいのよ」とやさしく声をかけてくれますが、それがかえって私にはプレッシャーになって、「何とかしなければ」と……。

奥さんには内緒で、いろいろと試されたようです。この方は、料理から看護、英会話など数種の学校を経営され、社会的地位もあります。ＥＤであるということはあくまでもプライベートな問題であり、実業家としての評価とはまったくの無関係です。

高齢でもありますし、奥さんのおっしゃるとおり、無理してＥＤに気をまわすことなく事業に専念してはと思うのですが、「健全な肉体には健全な精神が宿る」とばかりに、EDの治療にこだわり続けました。その最後の賭けが注射だったのです。

最愛の奥さんと一緒に来られました。「若くて羨ましい」奥さんを一目見た途端、彼がED治療にこだわるわけがわかったような気がしました。

弱目の注射でテストをしたのですが、九〇度の角度をもって見事に勃起しました。「どうしても勃つんだ」という意志が身体に乗り移った結果じゃないでしょうか。お二人とも喜びと驚きを、同時にあらわすほどの感動で、

「これで男の面目がたった。これからは大変だぞ。仕事もまだまだバリバリやらなくてはならないし、こっちのほうもな。ハッハッハッ」

大張りきりで帰っていきました。その後ろ姿が大きく映って見えましたが、私の錯覚ではないでしょう。

「何で早く来なかったのか！」

「注射治療を試してみたい気持ちはかなりあるのですが、なかなかクリニックの扉を叩く勇気が……」

その通り、あなたのような方は少なくありません。

クリニックに何回も匿名の電話をしてきたり、近くまで来てもそのまま入らずにクリニックの廊下を行ったり来たりしながら、時々中をうかがっている方もいらっしゃいます。男性は概して恥ずかしがり屋が多いんです。しかし、勇気を振り絞ってクリニックに飛び込み、受診し、テストで久しぶりに元気になった自分のモノを確認するや、

「何で早く来なかったのか！」

と悔しがっている人が実に多いこと。ほぼ全員といっていいくらいです。そして、必ずといっていいほど、その次に笑い出します。勃起が得られたことで、それまでの悩みがすべて吹き飛んでしまい、至上の喜びに浸っているのです。

生活習慣病のある中高年者の八〇パーセントがＥＤといわれ、そのうちの二〇パーセントが治療を希望していますが、実際に積極的に治療をしている人は九パーセントにしか過ぎず、なかなか治療に踏み切れないというのが現状のようです。

この病気の治療には恥ずかしさや照れくささはまったく珍しいことではありません。藁をもつかむ思いで飛び込んでくる人以外は、ほとんどが恥ずかしさや照れを伴っています。中にはそれをごまかそうとする人もいました。

友達と二人で関西からみえました。

「同じ七五歳なんだが、彼はめっきり元気を失っちゃったんだ。先生の噂は関西でも評判ですよ。診てあげてくれませんか。私？。私はこれでもまだまだ元気だから、心配には及びませんよ」

夫婦でもパートナーでもない男性が見守る中で、問診、治療に入りました。もちろん見事にエレクトしました。

驚いたのは、元気を取り戻した友達ではなく、積極的に当院の治療をすすめた自称元気だという男性の方でした。友達が元気になる様を食い入るように見ていました。

これほどまでに彼が驚く理由が次の言葉でやっとわかりました。

「先生、これは内緒ですが次は私もお願いします」

実は本当に注射治療を受けたかったのは彼だったのです。ところが、試してみたい気持ちはあるのですが、なかなか踏み込めない。まわりには、「俺は今でも現役バリバリだよ」って自慢していたようなんです。

もし、注射を打ってまで勃たせようとしていることがバレれば体裁が悪いどころか、信頼も失墜してしまう。ならばと、友達をうまく丸め込みダミーに仕立て上京したというわけだったのです。当院では、名前も偽名を名乗るほどの念の入れようで、エレクトして始めて本名を名乗り出ました。

そして、テストしたものと同じ調合の薬を〝奥さん用〟と〝彼女用〟に分けて持ち帰られました。

それからというもの、薬がなくなると電話でオーダーしたり、堂々と診察にみえています。一度診察を経験してしまうと、恥ずかしさはどこかに消え失せてしまい、まったくの変貌を遂げるんです。このED治療は、それだけ治療前後に天国と地獄の差があるという証ですね。

借金一億でED?

ED治療をやっていてつくづく感じさせられたのは、気持ちの問題なのですね。この方も、まさにそれを感じさせられたお一人です。

バイアグラでも十分にエレクトできる方でした。

こういう方の場合は、無理して海綿体注射を打つ必要はありません。まず現在のED治療のファーストチョイスは、バイアグラですからね。

ところが、彼はそのバイアグラの内服がエスカレートし、当初の二倍、三倍の量を服用しても効果があらわれなくなってしまいました。あまり飲みすぎると血圧が急激に降下し危険な状態を招くこともありますので、バイアグラの服用を中止し、海綿体注射法に切り替えるよう指導しました。

それにしても、どうして内服で効かなくなってしまったのか？

よく話を聞いてみると、奥さんが一億円以上もの大借金を抱えてしまったとのことです。普通、右から左と簡単に返済できる金額ではありません。きちんとした返済計画のもとに借入したのならまだしも、突如として本人の意図に反して生じてしまったとなると、一生このことで頭を悩まさなければなりません。後者でした。となると、セックスのことなんか考えている余裕などありません。ましてや、その借金の原因をつくったのが、奥さんとなると、対面して思うことは性欲を煽られるのではなく、むしろ精神的苦痛のみです。

つまり、性的興奮を受けて勃起にいたるバイアグラでは解決できない域に入ってしまっていたのです。

しかし、海綿体注射に切り替えれば、精神的に苦痛を負ってる人でもお構いなくエレクトします。

この方も注射で見事に勃ち上がりました。元気になったペニスを見て「我にかえった」といいます。「勇気づけられた」とも。

辞書を引いてみますと「元気」とは活動の元になる気力とあります。頭の中が借金でいっぱいでＥＤの原因になっていたのが、ＥＤが回復したことにより、物事を全て前向きに考えられるようになったのでしょうね。

人生いろいろ海綿体《ペニス》さまざま

「EDを治したい」結果子供が

まだ新婚一年しか経たない三〇代後半の御夫婦が来院しました。

御主人は血糖値が高く、糖尿病の薬を飲んで治療中ですが、この病気の方にはEDが比較的多いようです。ただ、御主人はまったく勃起しないというわけではなく、奥さんによると、工夫次第では挿入が可能なんだそうです。でも、どう想像しても奥さんは満足のゆく快感は得られているとは思えません。

そんな性生活を余儀なくされてきた奥さんが、注射法を求めて来院されたのです。テストでエレクトした御主人の初めてみる大きなモノを手のひらにのせ上げ下げしながら、私の顔を見上げ、

「先生、これって重いもんなんですね。これならもう大丈夫だわ」

御主人以上に大喜びしていました。

「子供ができたら報告します」

それから五ヵ月後、奥さんから電話がありました。かかりつけの先生から、

「妊娠四ヵ月です」と……。

明るく、はずんだ声が電話の向こうに聞こえました。

「本当によかった、お大事に」

私にとっても、こんなに嬉しいことはありません。

御夫婦の喜ぶ顔が浮かんできました。最初、お二人揃って私のところにみえた時、「EDを治したい」EDと闘うことに真正面から向き合っていました。その結果として、単にEDを克服しただけでなく、赤ちゃんという本当の意味での実も結んでしまったわけです。お二人の執念が勝ち取った至宝だと思います。

つまりEDは男だけの問題ではなく、女性の問題でもあり、二人の重大な問題であるということです。性機能を回復することで、本来あるべき男女のコミュニケーションをはかることができるわけですからね。そして、それは生きるものとしての基本的行為でもあるわけです。

仰天エピソード――タザキクリニックで起こった驚きの実話です

仕事に支障

お歳になっても仕事の都合で独身の方も多い様です。この方も五三歳、日本の伝統的古典舞台役者で大阪、東京を行き来して大変忙しい日々を送っています。来院時あまり時間がとれず、今後も来院出来そうにないとのことで「先生、一発で二時間位効く薬を調合して欲しい」とのことでした。

本来は各自その方に合わせて徐々に薬を強くしていくのですが、たってのお願いと事情を考慮してやや強めにして差し上げましたところ「昼に使用したが三時間位持続し午後からの舞台でいささか参った。これでは舞台に立てないので少し弱目にして欲しい（笑）」と電話がありました。

「立ちすぎても人前には立てないのですね」今も元気に活躍しています。

ムショ還り

病気やセックスの悩みに、職種や身分の差はありません。

五月の連休も明け、何となくクリニックも忙しく、ざわざわしていた二三日の昼、五八歳、小柄で痩せ型の、何となく眼光のすわった、胡散臭さを感じる方が初診で来院しました。

受付の事務員が、「予約をしてない方が今すぐ診てもらいたいとお見えになっていますが」次の予約もあるので、早速問診。

糖尿病は一〇年前から、C型肝炎もあり、奥さんとは二〇年前に離婚。大阪の某医院で海綿体注射をしたが効果なし。もちろんバイアグラも一回に、一〇〇ミリグラムを数回試したが、全く効果がなかったとのこと。ここまでは何時もの初診の方と変わらないやり取りでしたが……。

「先生ホンマに効くんかい。俺は、いまいった通り糖尿も、肝炎もあり何をしても効果が無かった。先生の、『笑うペニス……』を、ムショから出てすぐに買って読んだが、何をしてもダメな者にも効果があると書いてあったな」

「いつ、出所したのですか?」

少しビビって丁重に聞くと
「今回は、六日にな」
今日は二三日だから……。それにしても、バイアグラや海綿体注射治療を僅かな期間に体験したのか？　それとも入所前だったのか？　いずれにしても余計な事は聴かない方がよいと思い
「海綿体注射を体験しているなら、すぐにテストしてみましょう」
あとで知ったことですが、若い頃歯ブラシの柄を、丸く削り二二個の玉を造り、ペニスに埋め込んでいたが、それをムショの中で楊枝と割り箸を使い二〇個取り出したとのこと、ペニスに小さな、痛々しい傷跡が多数ありました。なぜ二個だけ残したのか？
さて、テストに先立ち、注射前の処置、注射部位と角度、薬液が確かに海綿体に入ったか否かの確認を順次説明しながらテストすると
「何だよ、今までの医者は場所も、角度も、何の説明もなく、ただペニスの上から刺すようにいっただけだ。ましてや目に見えない海綿体に薬が入ったかどうかの確認など全く説明してくれなかった」
と、ぼやいていました。

テストで約九〇パーセントのエレクト。

「大丈夫、効果ありますよ」

「なるほど、これはすげーなあ」

はじめて笑顔が出る。

「良かった、良かった」

ホッとしたのは、私の方でした。

「ありがとうよ先生。大阪から、わざわざ来た甲斐があったってもんだ」

感激しての帰り際、

「俺の友人で、困っているのがいるから、近いうちに連れて来るから、よろしくな先生」

「嫌だ、駄目だ」ともいえず、

「どうぞ」

社長立たないのなら解消よ！

七八歳、深いグリーンのエメラルドにダイヤを散りばめたタイピン、揃いのカフス、ピゲの腕時計、茶系のスーツ、白髪紅顔の気品ある老紳士でした。東北のある温泉で踊りの稽古をしている芸子と知り合う機会があり、月契約で話をつけたまでは良かったがモーテルに行きいざとなると何ともならず、淑やかで色気のある子だと思って惚れ込んだのだが「社長！話が違うじゃない。立たないのなら契約解消よ！」とアグラをかかれていわれたのには、いささか幻滅も感じたが、この歳になるまで何とかなっていたのにそれ以来全くダメになってしまったとのことでした。

私のことを本で知り「これしかない、必ず見返してやる」と誓い、居ても立ってもいられず新幹線で来てしまったが、「どんな先生なのか、本当にこの歳で効くのだろうか」朝食もとらずに列車に乗り込んで来たが急に心配になり予約の二時間前にはクリニックに着いたが一階の喫茶店でコーヒーを飲みながら改めて私の略歴を見ていたそうです。テストを終えて見事に復活した自分自身を見つめて、

「今まで一生懸命仕事をして金は出来たが気がつくと思うように役立たず貴金属に金をつぎ込んでいた。元気な若い頃に遊んでおけばよかった」

と悔やんでいたが、

「これは凄い！　先生は神様です。足を向けて寝ることは出来ませんな」

と一層顔を紅潮させ感激していました。もうアグラの芸子には未練はないことでしょう。

「社長、立派なものじゃあないですか」
「お蔭様で二〜三〇歳若返りましたよ（大笑）」
神様呼ばわりは、おそれ多く困りましたが、
「良かったですね、益々お元気でエメの社長さん」

誰が先に行くかジャンケンで

五八歳、最近なんとなく弱くなり可能でも一〜二分で射精中折れ、妻からは「ダメね、新婚当時は私が避ける位だったのに」ある時ゴルフ仲間とＥＤ談議。「タザキカクテルって知ってるかい？　すごいらしいよ、確実で……」

「俺は未だ週一回位は平気だ」と、その場は強がったが、タザキカクテルが頭から離れず、友人の若者にＨＰで検索しプリントアウトさせたが実際に受診するとなると勇気がいる。そこで例のゴルフ仲間を含め数人で「ジャンケンで負けた者が先に行くことに決めよう」と、運が良かったのか悪かったのか私が当たり「急で申し訳ないが、どうしても今日中に診てほしい」との電話があったのが午後の三時、「初診者はテストをして、治療に約一時間かかるから直ぐ来れるのなら……」驚くことに五分足らずで本人が見えました。「実は東京駅から電話

で、

をしていました」とのこと。直ぐに問診しテスト反応で九〇パーセント。びっくり、大喜び

「仲間にはなんて話そうかな、俺一人の秘密で楽しみたいな（笑）」

ＥＤ治療、特に海綿体注射法は、始めに来院するときは確かに勇気がいると思いますが、一度ジャンケンにしろ覚悟が決まると居ても立ってもいられず直ぐにでも試してみたくなるのかも知れませんね。そして誰にも教えず自分だけの秘密にしておきたいのでしょうね。

「幾つになっても男の人は、やんちゃで可愛いですね」

「私のこと？（笑）」

間違い海綿体治療

六三歳、糖尿病があり一五年前から徐々に弱くなり最近になりバイアグラ一〇〇ミリグラムを三〇回位試してみたが効果なく、四年前に五反田の某医院で海綿体治療を受けた。二日間勃起が持続し痛みもあり再度受診したが「其のうち良くなる。特に処置しなくても大丈夫だ」といわれその二日後に戻ったが、以前はビデオを見たりすれば多少反応もあったが、それ以来全くピクリともしなくなり、どうしたものか何とかならないかと来院しました。

早速タザキカクテル〇・一cc（一〇単位）注射で七〇パーセントのエレクト。まずはテスト成功でした。

もともとテストは七〇〜八〇パーセントエレクトして、自力でピクピク出来る位になるのが理想的です。

「先生、これではどうしようもない。もっと固く上を向くようでなければ」

「ですからテストは弱めにしないと危険だし、貴方の海綿体とカクテルの反応の程度をみるだけだといったでしょう」

「先生四日も続いては困るが一〜二時間はもたないと」

喉もと過ぎれば何とか……。困ったものです。

「大丈夫一時間前後は可能になるように少しずつ調整するから」

約一時間前、持続性勃起で

「先生もう駄目かも知れないが、何とかならんかね」

と首をうなだれて来た時とはまるで違った人のように明るくなり、

「これで一五年前の自信が甦りました」

大笑いで帰って行きました。二日後、彼氏から電話があり、

「約一時間、先生のおっしゃる通り大成功で妻も満足してくれました。でも次回はもう少し強めにお願いします（笑）」

この欲張りが、結構、結構。

「名古屋出張」は受診の口実

何時ものように、早めにクリニックに行き、Ｅメールの問い合わせ、薬の調合で、あたふたしていた午前一〇時まえ、ドアーをノックして大きなボストンバックを重そうに持った初老の男性がみえました。てっきり一〇時に初診予約している方と思いきや、予約もなく飛び込みできた患者さん七五歳でした。

事情を聞くと、

「広島から朝一番で来た。何とかして欲しい」

「うちは完全予約制で今日も一〇時から初診の方が見える」

と話し一時間後の一一時過ぎ迄お待ち願うことで了解していただきました。

「広島から、それにしてもどうしてこんなに朝早く大きな荷物を持ってきたのですか?」

「先生いろいろ訳があるんですよ」

以前、私の兄に慶応病院で前立腺肥大の手術をうけたことがあり、私の著書、『ＥＤ治療最前線』を一夜で読みきり田崎教授の話も載っていたので問い合わせたら、

「現在はニューヨーク医科大学に移られましたよ」

どうやら海綿体治療の真偽を確かめたかったらしい。

本を読み終えた後は、いてもたってもいられなくなり「名古屋に急な仕事の打ち合わせで出張する」と家内に話して、着替えの背広等もバックに詰め込んできたとか。六六歳の奥さんには
「ここ数年は全くご無沙汰で指一本触れてない。このことがバレたら離婚になる」

と笑っていました。

さて、テストをすると、その効果に驚き舞い上がってしまった様子。

「今から、歌舞伎町で試してみたいが、酒はのんでもいいかね」

帰り際、来院時にノックして入って来たドアと勘違いし、一生懸命に衝立を開こうとしていた。驚いている受付事務員に
「嬉しくて出口を間違えた」

と笑いながら……

名古屋ならぬ東京泊。今夜はおとなしく「東京の灯を」。

EDのカン違い

九州は宮崎から、はるばる来院したTさん五三歳。うちのクリニックの平均年齢は六八歳、最近はホームページを見て電話で予約してくる方が多くなり受診者の年齢も下がり、六二歳位になってきました。

五三歳のTさんは平均より若いことになります。お見掛けしたところ、顔から首筋まで、まっ黒に日焼けし、見るからに健康そうで、EDなど全く感じられないがっしりした体格の方でした。

早速問診で

「エレクトは？　可能にはなりますか？　射精は？　朝エレクトしていることは？」

「先生、それは全く大丈夫なんです」

「何で？　何を見て来たのですか？」

「健康雑誌を見て、何とか少しでも、なにを大きく、伸ばして貰いたくて……」

「それは違いますよ、EDのカン違いですよ」

話を聞くと、仕事仲間の接待や、友人とゴルフによく行くそうです。スコアでは、まず負けないのだが、プレー後に風呂に入ると連中のが、すごく大きいので……。コンプレックスを感じタオルで前を押さえている自分が辛い。

「先生、何とか少しでも大きく伸ばすことは出来ないだろうかのう」

「長茎術というのはあるが、あまり薦めたくないですな」

『ＥＤ治療最前線』の本を差し上げ、この中でも書いているが、エレクトして五センチもあれば十分可能。「わしのは、固くなれば一一センチ位にはなると」やや小振りとは言え、何と欲張りなこと。五〇歳を過ぎ幾つになっても、男って子供みたいに可愛いものですね。

海綿体注射をしていると、確かに除々ではありますが、ペニスは大きくなってきます。いろいろ説明して、本人も納得し

「いずれＥＤになるだろうが、その時は是非お願いしたい。先生よろしくな」

「空路、宮崎からの旅、無駄にしないで下さいね」

「シリコン男」と「ピアス男」参上

ペニスにも形、大きさなど、いろいろな表情がありますが、患者さん自身にもいろいろな

方がいます。

よくペニスのまわりに真珠玉を埋め込んでいる人がいますが、シリコン玉を一〇個入れた方がいました。若い頃にいたずらのつもりで入れたところ、それから三〇年経った最近、ペニスの機能に悪影響を及ぼしているのではないかというのです。低血圧なので、急激に血圧を下降させるバイアグラを使用することもままなりません。注射？　その際には医者にボコボコになったものを見せなければなりません。今さら反省しても遅いのかもしれないが、恥ずかしさが海綿体注射への妨げとなったといいます。

「とはいっても、若い彼女ができ、今度の夏休みには旅行に行くことになったんです。それを思うと、なりふり構わず先生のところに駆けつけてしまいました」

丁度、注射する部位にはシリコンが埋まっていなかったので注射は大成功しました。見る見るうちに立ち上がったペニスの表面に一〇個のシリコン玉が息を吹き返したように浮かび上がってきました。

「これは凄い！　若い頃でもこれほどまでにはなりませんでしたよ」

「こんなペニスじゃあ、相手に恥ずかしくないですか？」

「う〜ん、ちょっと昔の遊びが過ぎたかな、ハッハッハッ」

それにしても、あのモノを見せられたら、女性はどんな気持ちになるんだろう。

シリコン玉の、さらにその上を行く過激な方が来院しました。

大小のプラチナ玉の付いたピアスが、クリスマスツリーのようにぶらさがっているではないですか。頚部には輪状のが数個、陰のうにも、ボルトで止められたプラチナ玉がありました。驚かされたのは亀頭部にも同様、左右対称にそれぞれ二個ずつ、貫通したボルトで、パチンコ玉位のプラチナ玉が止められていました。

「痛くないんですか?」

「最初は付けることに抵抗はあったのですが、女房に、どうしてもとせがまれて、気が付けばこんなにつける羽目になってしまいました」

これだけいろいろなものを、ぶら下げられてしまっては、注射する部位がないかと思いきや、注射を予期していたわけではあるまいが、偶然にもその箇所だけは空いていました。勃起はしましたが、プラチナ玉やボルトの重さで角度は八〇度ぐらい。でも本人は大満足されていました。それにしても、凄い人達がいるもんだ。

どうやってセックスするのだろうか。余計なお世話だね、これは。

身代わり受診

「どんな既往症を持っていても、大丈夫。問題ありません」

そう簡単に言われても、長い間、不治の病と闘ってきた人にとっては、海綿体注射法による治療をそうやすやすと信じられないかもしれません。かといって、医者に身体だけでなく心も開いてくれなければ、とんでもないことになります。

ある政治団体に所属すると名乗る四〇代の〝患者さん〟でした。大体の患者さんは、初診の際には、てれくさそうに気後れして入ってくるものですが、この方は肩書きとは関係ないのでしょうが、やけに堂々と入ってきました。話は多弁で、問診しているとどっちが医者でどっちが患者かわからないほどよく喋り、よく質問して来ました。

こちらからのひととおりの説明と注意、そして問診が終わるや、それを心待ちにしていたかのように、

「先生、早く注射してください。三時間以上持続するようなのを」

まるで幼い子供がおもちゃでもせがむかのように……。普通、治療の前からこのようにせっつくような方は、あまり居りません。

テストをはじめましたが、それはそれはとっても立派なもので、EDを悩んでいるとは思えないほどのモノでした。何か違和感を感じながらも、テスト注射をしました。本人が希望する三時間も長持ちするような強いものは、もちろんできません。どんなに若くてED以外健康そのものという人でも、最初に打つテスト注射は弱めに調合したものを用いるようにしています。

それなのに、健康な人でもこれほどまでに勃ち上がるのかと疑いたくなるほど立派になったのです。本人は上機嫌でお帰りになりました。

その夜のことでした。自宅でくつろいでいたところ、クリニックの留守電が転送されてきました。電話の主は上機嫌で帰られた彼でした。

「あれから自宅で注射を打ったのだが、臍に向かって反り返り、痛みが出てきたので、何とかしてくれないか」

持続性勃起を起こしていたのです。幸い都内でしたので、すぐに彼の事務所に駆けつけました。

当の本人は、変形して大きくなったモノを抱えて顔を歪めている男の傍らに立っているではないですか。とにかく、異常事態に陥っている男のモノを鎮める処置をしました。

一体、何が起こったのか？　実は、来院テストし上機嫌だった〝患者さん〟は、上司の身代わりで受診に来ていたのでした。

要するに、彼はめっきり元気のなくなった上司に代わって、海綿体注射法を身体を張って体験していたのです。

そして、「効果あり」とわかるや、自分用に調合されたカクテルであることを忘れて、上司に献上していたというわけです。上司は〝部下〟に合わせて調合されたものを、しかも一度に二本注射したようです。

こういった身代わりに来る人が何例かありました。政治家の秘書が代議士先生になり代わって来た事もありましたが、自分のものは自分で管理してほしいものですね。さもなければ、大変なことになってしまうのです。

海綿体注射治療で一番こわいのは、高血圧や心臓病が原因でのトラブルではないのです。

ちなみに、かの上司は再テストして現在も通院中です。

奥さんからの電話「六時半です」

意外に思われるかもしれませんが、ご夫婦揃って来院される方は少なくありません。つまり、ＥＤは男性だけでなく、男女二人の問題でもあるととらえていただいているからです。奥さんのほうが積極的というカップルも増えているほどです。

当クリニックでは、まず最初に時間をかけて問診をします。その際、お二人で聞いていただくことは大変に意義のあることです。ＥＤの治療でありながら、結果として相互を理解する上でもいい機会になっているといえましょう。

問診後、いよいよテスト注射となるわけですが、注射を打つ時に最も緊張するのは、ＥＤであるご本人であることはいうまでもありませんが、かたわらで見ている奥さんも固唾を飲んで見守っています。そして見事に勃ち上がった瞬間は自分のように喜ばれています。

お二人は再度つかみなおした幸せと共に薬を二〜三回分を持って帰られます。そして、それを使い切ると電話で注文が入るのですが、奥さんがかけてくるケースが多いですね。これが、最初から奥さんには内緒で来院された方ですと事情は違います。最初は奥さんに内緒で治療を始められたのですが、勃起できたあまりの喜びに隠し通すことができずに打ち明けてしまうパターンは多いようです。奥さんも旦那さんの話に最初はびっくりするようですが、久しぶりに満足させられるとあっては、驚きはすぐに旦那さんへの協力体制に早変わりしていくのです。

当クリニックへの問い合わせの電話は、奥さんからのものも少なくありません。奥さんに隠してする治療ではありません。堂々と、しかも奥さんの協力を得て海綿体注射に臨んでください。

六〇歳の奥さんからの電話でした。

「先生のおかげで、主人のモノは確かに大きくなるにはなったのですが、硬さがないんです。本人はセックスが可能になったことで、自信を持ったのか、満足しているようなんですが、私にとっては不満です。だって先生、十分ともたないんですよ。主人には内緒でカクテルを強目にしてくれませんか?」

驚きました。普通、男性の側から強目の薬をのぞみ、だんだんに強くしていくのですが、奥さんからの願いでした。

「しかし奥さん、ご主人はうまくいってるからいつもの強さの薬でいいと言ってますよ」

「以前にバイアグラを試した時も、いっときだけですぐに午後の六時半です。その一方で、友人には、俺は年のわりにはまだまだ元気なのだ、って豪語しているんです。ですから、先生、せめて一時間は持続できるような強い薬を調合して下さい」

「奥さん、午後の六時半って何のことですか」

「あらいやだ。北海道の、六時半はこんばんわです。つまり頭を下げるのですよ」

「なるほど」

私もやむをえず、

「それじゃあ、多少強目に作りますが、ご主人にはきちんとお話してくださいよ」

数日後、電話がありました。

「先生、ありがとうございました。おかげさまで私は大変に満足しています」

「ご主人は何と言っておられますか?」

「何だか、ますます有頂天になっています」

「疾風レオタード男」と「麻薬も試した恐い人」

疾風怒涛とは、まさにこの人のことをいうのでしょう。二度目の再診に見えた時のことでした。

ちょっと受付事務員が席を離れて戻ったところ、待合室にいたのがこの人でした。白いスケスケのレオタードの上下を身にまとい、その下には乳首、Tバックが透けて否が応にも目に飛び込んできます。

事務員は治療のために下着姿で待っているのだろうと、目のやり場に困ったものの気にかけないようにしていました。

「ガウンをお持ちしましょうか？」

と聞くと、毅然とした態度で、「いや結構」薬を受け取るとそそくさと帰ろうと……、

「エッ？　この格好で来院したの？」

事務員は声が出せませんでした。そして、帰り際の後ろ姿にさらに唖然。お尻丸出しでした。考えてみると、Tバックだったわけでお尻が見えるのは当たり前のことではあるのですが、いざ現実をつきつけられたら、誰だって驚きますよ。

私はちょうどその時、次の方の薬を調合中だったのですが、何となく事務員との会話が気になり待合室に出てみて驚きました。

「凄い格好ですね」

「六本木のフィットネスクラブに通っているんです」

「その格好でここまで来たんですか？」

「違いますよ」

何処で着替えたのか？　車の中か？何のために……？　そんな意味のことを尋ねたと思い

に会いますね。

ますが、それ以上声になりませんでした。それにしても、この治療を始めてからいろんな人

次にお話しする方もなかなか出会えないうちの一人じゃないでしょうか。

それこそ戦後の混乱期のことですが、巷では頽廃的な状況から一時でも逃れようと、一種

の麻薬であるヒロポンが流行っていました。

「麻薬の後の勃起は凄いんだ」

かつての経験者でした。

左肩から背中、胸にかけて入れ墨が彫ってあり、ペニスにも真珠が三、四個入れてありま

した。経歴、風格からいってこれはかなりの遊び人ということが体全体に漂っていました。

「今はもう薬はやっていないが、そのためじゃないんだろうが、全然勃たないんだ、バイア

グラも試してみたが効果なしだ。先生よ、何とかしてくれんかな」

多少強目でテストしたところ、一〇〇パーセント見事にエレクトしました。

「先生、ペニスに麻薬を打ったんじゃないだろうな」

そう言いながら、大笑いしていました。

私は、毎朝その日に使用する薬を調合したり、Eメールに目を通すので八時までにはクリ

ニックに行くようにしています。

そもそもこの方は、朝七時半には来院していたそうで、クリニックの前の廊下に座っていました。奥さんには、「釣りに行って来る」と、竿をぶら下げ、釣り用のチョッキ、クーラー持参で来たのでした。

さて、今日は大きな〝獲物〟を釣り上げ、もう一本竿をもっての御帰還となったわけです。これほど強い人でも、奥さんには頭が上がらないのでしょうかね？

「これがあるから大丈夫」が危険な中和剤？

他のクリニックで海綿体注射法を試した後、駆け込んできた人がいました。問診を受けた後に、一〇本分の薬となぜか中和剤をいただいたそうです。中和剤とは持続性勃起に陥った時に、その対処として使う注射薬のようです。

そもそも中和剤という考え方が問題です。持続性勃起を想定して渡したのでしょうが、これもＥＤ治療薬同様にその状態により薬の量が全く異なり細心の注意と経験が必要とされます。「万が一の場合、これがあるから大丈夫」と患者さんを慢心させてしまう可能性があるだけでなく、これ等の薬は血圧を上昇させ、頻脈となり心臓に負担をかける大変危険な劇薬です。

私はこのような危険な薬は軽便な方法とはいえ、決して患者さんに直にお渡ししたことはありません。

持続性勃起になった場合、薬剤にも問題があるかもしれないので、まずは医者が診察することが先決だと思います。先に述べた通り持続性勃起を治療することは、大変に危険が伴います。血圧をみながら、心音、脈拍に十分注意し、徐々にダウンさせていきます。

この人はいきなり一〇時間の持続性勃起に陥ったといいます。すぐに、弱目に調節してもらうも今度は半立ち状態で効果なし。

彼は自分に合った薬が見つからないまま、予定していた海外旅行にでかけました。もちろん、手元に残されていた弱くて効き目がないと思われていた薬も携えてです。

ホテルでアルコールを飲んだ後、二本を続けざまに打ったところ、二六時間も勃ちっぱなしになってしまいました。弱目と思い、例の中和剤を持って行かなかったので、旅行中はそのままです。

それ以来、長期の持続に、心因性も加わり、海綿体注射法の効果がなくなってしまったというのです。

私のクリニックのテストでは、平均よりも弱いもので、完全にエレクトしました。本人は大変喜んで、感謝してくれましたが、あらためて持続性勃起の恐ろしさを知らされました。「旅の恥はかき捨て」とはいえませんよね。

著者略歴

田﨑　功（たざき・いさお）

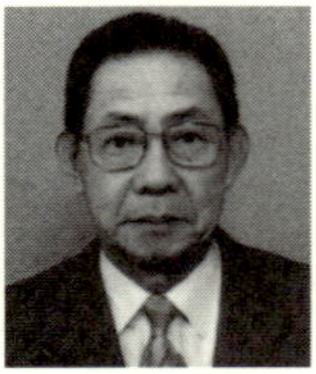

昭和９年、東京生まれ。昭和40年、昭和大学大学院医学研究科修了、博士号取得。同大学兼任講師、医療法人昭成会田﨑病院初代理事長。平成10年、有楽町タザキクリニックを開設。ED治療に専念。「タザキカクテル」開発に成功。平成11年、パリで開催された第１回国際ED会議などで症例を発表し好評を得る。

学会発表

第１回　国際ED学会（1999年７月、パリ）
第２回　世界男性高齢者会議（2000年２月、ジュネーブ）
第25回　国際泌尿器学会（2000年10月、シンガポール）
第３回　世界男性高齢者会議（2002年２月、ベルリン）
第26回　国際泌尿器学会（2002年９月、ストックホルム）

男性回復のシナリオ

平成20年６月20日　発行　　ISBN978-4-336-05030-4

著　者　田﨑　　功

発行者　佐藤今朝夫

〒174-0056東京都板橋区志村 1-13-15
発行所　株式会社 国書刊行会
TEL.03（5970）7421　FAX.03（5970）7427
http／／www.kokusho.co.jp／

印刷・製本：㈱シナノ

乱丁・落丁はお取り替えいたします。